W. Heinz

Th. Poehlke

H. Stöver

Glossar: Substitutionstherapie bei Drogenabhängigkeit

Vollständig überarbeitete und erweiterte 3. Auflage

W. Heinz
Th. Poehlke
H. Stöver

Glossar: Substitutionstherapie bei Drogenabhängigkeit

Vollständig überarbeitete und erweiterte 3. Auflage

Springer

W. Heinz
Drogenhilfezentrum
Frankfurt
Bleichstr. 20
60313 Frankfurt

Th. Poehlke
Facharzt für
Psychiatrie
Bohlweg 66
48147 Münster

H. Stöver
Fachhochschule Frankfurt
University of Applied Sciences
Fachbereich 4: Soziale Arbeit und
Gesundheit
Faculty »Health and Social Work«
Nibelungenplatz 1
60318 Frankfurt

ISBN-13 978-3-642-03987-4 Springer-Verlag Berlin Heidelberg New York

Bibliografische Information der Deutschen Nationalbibliothek
Die Deutsche Nationalbibliothek verzeichnet diese Publikation in der Deutschen Nationalbibliografie; detaillierte bibliografische Daten sind im Internet über http://dnb.d-nb.de abrufbar.

Springer Medizin
Springer-Verlag GmbH
Ein Unternehmen von Springer Science+Business Media
springer.de

Planung: Hanna Hensler-Fritton, Heidelberg
Projektmanagement: Ulrike Dächert, Heidelberg
Copy-Editing: Hilger VerlagsService, Heidelberg
Einbandgestaltung: deblik Berlin
Satz: TypoStudio Tobias Schaedla, Heidelberg

SPIN 80024981
Gedruckt auf säurefreiem Papier 5135 – 5 4 3 2 1

Vorwort

Die Substitutionsbehandlung Opioidabhängiger hat sich weltweit als einer der wichtigsten Ansätze in der Behandlung Opioidabhängiger erwiesen, vor allem in Bezug auf die Reduktion des Opioidkonsums, der Morbidität (insbesondere Reduktion von HIV-Transmissionen), der Mortalität und der Steigerung der psychischen, physischen und sozialen Stabilität (v. a. die Verringerung der Kriminalität und die Reduktion von Wiederinhaftierung). Die Behandlung erfährt eine hohe Haltekraft und Reichweite als Basis für weiterführende Unterstützungs- und Therapieangebote. Für die Betroffenen ist die Substitutionsbehandlung eine Möglichkeit, die chronisch rezidivierende Erkrankung »Opiatabhängigkeit« zu behandeln und sich körperlich und sozial zu stabilisieren – bis hin zu einer Rückkehr in ein »normales« Alltagsleben, in dem die Patienten den Anforderungen in Partner-/Elternschaft, Ausbildung und Berufsleben besser gerecht werden können.

In Deutschland hat diese Behandlungsform in den letzten 25 Jahren eine enorme Entwicklung durchlaufen: von der argwöhnisch betrachteten Therapie einzelner Opioidabhängiger in wenigen Städten zu einer in manchen Regionen fast flächendeckenden Behandlungsform mit großer Akzeptanz. Am 01.07.2009 befanden sich 74.600 Patientinnen und Patienten in Substitutionsbehandlung. Dies stellt eine mehr als 60%ige Steigerung gegenüber der Patientenzahl von 2002 dar – dem Jahr der letzten Neuauflage dieses Glossars. Ähnlich verläuft die Entwicklung in Gesamteuropa. Diese enorme Steigerung in der Zahl der Substitutionsbehandlungen lässt sich durch den Erfolg und die Evidenzbasierung dieser Therapieform erklären, durch die ihre Akzeptanz unter Politikern, Fachleuten und Ärzten erhöht wurde, die Erweiterung der Indikation und der Zielgruppen, die Diversifizierung der Substitutionssubstanzen und eine begonnene Entbürokratisierung der Behandlung.

Trotz der Erfolge und der international deutlichen Anerkennung der Substitutionsbehandlung bestehen in Deutschland immer noch Vorbehalte und eine Debatte über die Zielsetzungen dieser suchtmedizinischen Therapie (Abstinenz vs. »harm reduction« und langfristige Behandlung). Bürokratische Restriktionen und mangelnde finanzielle

Anreize haben überdies erhebliche Versorgungsprobleme zur Folge, politische und fachlichen Entwicklungen führen außerdem zu einem Gefälle zwischen Stadt und Land, Nord und Süd, Ost und West, aber auch zwischen bestimmten Settings. Im Gegensatz zur einer immer stärkeren Verschränkung der Versorgungsangebote (niedrigschwellig mit höherschwelligen Angeboten) und der Überwindung der eindimensionalen Ausrichtung der Hilfen, ist die Substitutionsbehandlung weitgehender Ausschlussgrund für die Aufnahme einer medizinischen Rehabilitation. Auch die Substitutionsbehandlung in Haft erreicht laut EMCDDA weniger als 1% der Inhaftierten, obwohl mehr als 20% aller Inhaftierten i.v.-Drogenkonsumenten sind.

Neben der quantitativen wird in letzter Zeit auch mehr und mehr die qualitative Entwicklung der Substitutionsbehandlung diskutiert: Die 2009 erschienenen WHO-Leitlinien zur psychosozial unterstützten Substitutionsbehandlung zeigen eindeutig, dass die psychosoziale Betreuung Substituierter die Erfolgsaussichten der Behandlung steigern – allerdings darf diese nicht unter Zwang erfolgen.

Interessanter- und zufälligerweise erfolgt die Überarbeitung dieses Glossars jeweils parallel zur Überarbeitung der BÄK-Richtlinien. Beide Prozesse drücken die Qualitätsentwicklung in der Substitutionsbehandlung aus. Es geht um ein Mehr an Praxis- und Alltagstauglichkeit der Therapie sowie um eine stärkere Verquickung mit weiterführenden therapeutischen Angeboten und Wachstumschancen für die Patientinnen und Patienten.

Frankfurt/Main, Münster, April 2010
Die Herausgeber

Inhaltsverzeichnis

Abrechnung

Die Grundlage zur Abrechnung ärztlicher Leistungen in der ⇒ *Substitution* zu Lasten der gesetzlichen Krankenkassen bilden die Richtlinien der Bundesärztekammer. Sind die darin enthaltenen Bedingungen zur Behandlung erfüllt, so können die ärztlich erbrachten Leistungen nach den Vorgaben des Einheitlichen Bewertungsmaßstabs (EBM) abgerechnet werden. Danach kann die Ziffer 01950 = »Substitutionsgestützte Behandlung Opiatabhängiger nach den Richtlinien des Gemeinsamen Bundesausschusses« je Behandlungstag, die Ziffer 01951 als Zuschlag für die Behandlung an Samstagen, Sonn- und gesetzlichen Feiertagen, am 24. und 31. Dezember sowie die Ziffer 01952 als Zuschlag für das therapeutische Gespräch, höchstens viermal im Behandlungsfall von mindestens 10 Minuten Dauer, abgerechnet werden. Für die psychosoziale Begleitung (PSB) erfolgt auf dieser Basis keine Kostenübernahme. In den Fällen, in denen eine private Krankenversicherung nicht für die Opioidsubstitution aufkommt, wird eine Substitution ausschließlich zu Lasten des Patienten (privatärztliche Abrechnung) durchgeführt. Dabei sind die einschlägigen Richtlinien der Rechnungsstellung nach der Gebührenordnung für Ärzte (GOÄ) zu beachten. Das heißt, der Patient erhält eine Rechnung über ärztliche Leistungen, wobei die einzelne Tätigkeit der täglichen Substitution nur über sog. Äquivalenzziffern zu berechnen ist. Diese können etwa jenen der Schluckimpfung entsprechen, wobei allerdings ein Honorar in einer kaum tragbaren Gesamthöhe entsteht. Wegen der Bedürftigkeit des Patienten kann von der vollen Erstattung der vorgelegten Rechnung abgesehen werden. Eine privatärztliche Abrechnung entbindet allerdings nicht davon, nach BtMVV und BtMG vorzugehen! Drogenscreenings oder alle im Zusammenhang mit der Substitution stehenden ärztlichen Handlungen müssen dem Patienten in Rechnung gestellt werden.

www.kbv.de

Abstinenztherapie

Nach den alten, derzeit in Überarbeitung befindlichen Leitlinien der Arbeitsgemeinschaft der Wissenschaftlichen Medizinischen Fachgesellschaften (AWMF-Leitlinien) für die Therapie von Abhängigkeitserkrankungen besteht das übergeordnete Ziel der postakuten Suchttherapie darin, den Patienten zu unterstützen, eine seinen Fähigkeiten angemessene, nicht durch Drogenkonsum gekennzeichnete, möglichst autonome, kompetente und handlungsfähige Lebensführung zu erreichen. Dementsprechend sind der dauerhafte Verzicht auf die zuvor konsumierte Substanz (Abstinenz) oder die Reduzierung des Substanzkonsums wichtige Teilziele. Für die Rückfallvermeidung bzw. das Erreichen von Abstinenzfähigkeit spielt ein bewusster Umgang mit dem inneren Verlangen nach Substanzkonsum (Suchtdruck, Craving) eine zentrale Rolle.

Die Klärung individueller, das Craving und die Rückfallgefährdung bahnender Mechanismen ist ein weiteres zentrales Therapieziel. Da bei den substanzbezogenen Störungen Gedanken und Aktivitäten häufig auf die Substanzbeschaffung und den -konsum eingeengt sind sowie gleichzeitig andere Lebensbereiche vernachlässigt werden, ist die Überwindung des eingeengten Denkens und Handelns ein wichtiges Therapieziel. Bei der kognitiven Bearbeitung der Suchtstörung ist der Einsatz von psychoedukativen Maßnahmen hilfreich.

Die Neigung zu Rückfällen ist ein allgemeines Merkmal substanzbezogener Störungen. Deshalb ist hier die Reduzierung der Häufigkeit und Schwere von Rückfällen ein zentrales Therapieziel. Nach Abschluss der Akutbehandlung können etwaige komorbide psychische Störungen von substanzbezogenen Symptomen und Syndromen abgegrenzt werden.

Für die Durchführung der Abstinenztherapie steht eine differenzierte Infrastruktur von ambulanten und stationären Therapieangeboten zur Verfügung, die häufig mit Einrichtungen zur sozialen und beruflichen Reintegration vernetzt sind. Teilstationäre Suchttherapie ist im Bereich der Drogenhilfe bisher auf wenige Modelleinrichtungen beschränkt. In Bayern, Baden-Württemberg, Hessen und Niedersachsen wurden Formen der suchttherapeutischen Begleitung und Integration von Drogenabhängigen auf Bauernhöfen oder in Handwerksbetrieben als Varianten der ambulanten oder stationären Abstinenztherapie errichtet (»Rehabilitation auf dem Bauernhof« bzw. »Betreuung in Handwerksbetrieben« in Schleswig-Holstein).

Die ambulante Entwöhnung (⇒ *Rehabilitation*) wird von anerkannten Drogen- und Suchtberatungsstellen sowie von Fachambulanzen als Einzel- und Gruppentherapie durchgeführt. Die ambulante Entwöhnungsbehandlung kann indiziert sein, wenn die Ausprägung der Störungen auf seelischem, körperlichem und sozialem Gebiet keine stationäre Behandlung erfordert und wenn

- die Bereitschaft und Fähigkeit des Patienten, abstinent zu leben,
- eine stabile Wohnsituation und hinreichende Integration der Patienten in drogenfreie soziale Bezüge,

- noch bestehende berufliche Integration bzw. Tagesstruktur oder die Chance, diese im Verlauf der ambulanten Behandlung wiederherzustellen,
- hinreichende Behandlungs- und Veränderungsmotivation sowie
- die Fähigkeit und Bereitschaft zur zuverlässigen Teilnahme an den Therapiemaßnahmen

vorliegen.

In der Regel wird die ambulante Behandlung durch eine »Motivierungsphase« vorbereitet. Gegebenenfalls wird im Verlauf der Vorbereitung eine stationäre oder ambulante Entgiftung durchgeführt. Die ambulante Behandlung wird überwiegend im interdisziplinären Team aus Ärzten, Psychologen und Sozialarbeitern/Sozialpädagogen mit psycho- und sozialtherapeutischer Ausbildung durchgeführt. Verbreitet sind dabei Verfahren der humanistischen Psychotherapie (Integrative Therapie/Gestalttherapie und Psychodrama) sowie verhaltenstherapeutisch oder psychoanalytisch fundierte Sozialtherapie. In Rückfallkrisen bzw. als Maßnahme zur Rückfallprophylaxe kann die ambulante Therapie mit der Vergabe von Opiatantagonisten unterstützt werden (⇒ *Naltrexon*).

Eine stationäre Entwöhnungsbehandlung ist indiziert, wenn die Schwere der Abhängigkeit, das Ausmaß der sozialen Desintegration und die fehlende Fähigkeit zur kontinuierlichen Mitarbeit ein ambulantes Behandlungssetting ausschließen. Die Behandlung wird als medizinische Rehabilitation oder Eingliederungsmaßnahme in Therapieeinrichtungen oder Fachkliniken durchgeführt. Die Behandlungsdauer beträgt in der Regel 6 Monate mit anschließender Adaptionsphase, in der die Wiedereingliederung in das Arbeitsleben und in drogenfreie soziale Bezüge im Mittelpunkt der Rehabilitation steht. Zunehmend gewinnt auch die stationäre Kurzzeittherapie mit einer Dauer von drei bis sechs Monaten an Bedeutung.

Die stationäre Entwöhnung basiert auf einem Milieuwechsel des Patienten, mit dem Distanz hergestellt wird zum drogenzentrierten sozialen Umfeld und den malignen Beziehungs- und Konfliktkonstellationen, die zur Aufrechterhaltung der Abhängigkeit beitragen. Das therapeutische Milieu der Therapieeinrichtung dient dabei als Trainingsfeld für die Auseinandersetzung mit den Anforderungen einer suchtmittelfreien Lebensführung und einer verbesserten sozialen und beruflichen Integration.

Die Entwöhnungsbehandlung umfasst Soziotherapie und Psychotherapie, soziales Kompetenztraining und Rückfallprophylaxe im Setting von

Einzel- und Gruppentherapie, Arbeitstherapie und die Förderung von Freizeitaktivitäten. Sie zielt auf eine tiefergehende Persönlichkeitsveränderung bzw. eine Neuorientierung auf der kognitiven, psychischen, sozialen und Verhaltensebene. Zu ihren Themen gehören die Identifikation und Bewältigung von rückfallkritischen Situationen und Auslösern, die Bearbeitung von biografischen Traumatisierungen und von Defiziten bei der Bewältigung von Entwicklungsaufgaben oder von Störungen bei der gesellschaftlichen und beruflichen Integration, die der Suchtentwicklung zugrunde liegen oder als Suchtfolgen entstanden sind. Bei der Bearbeitung von Konflikten und Spannungen in der Partnerbeziehung oder in der Beziehung zur Herkunftsfamilie werden nach Möglichkeit die Bezugspersonen einbezogen.

Zu den angestrebten Qualitätsstandards der Entwöhnungsbehandlung gehört ihre Integration in regionale Netzwerke, in denen suchtbegleitende Hilfen, Entgiftung, ambulante und stationäre Entwöhnung, Nachsorge, betreutes Wohnen und schulische/berufliche Rehabilitation unter dem Dach eines Trägers oder als trägerübergreifender Verbund aufeinander abgestimmt werden.

Akupunktur

Die Akupunktur ist in der traditionellen chinesischen Heilkunst verankert und wurde seit den siebziger Jahren in der Behandlung des Opiatentzugssyndroms eingesetzt. Der Akupunktur verwandte Methoden sind die Elektroakupunktur und die Craniale Elektrostimulation (CES). Laborversuche bei Tieren zeigen eine deutliche Reduktion des Opiatentzugssyndroms nach Elektrostimulation. Wirksamkeitsstudien am Menschen fallen nicht so eindeutig aus, zumal viele der publizierten Studien methodische Mängel aufweisen. Dies gilt ebenso für die Daten, die mit dem NADA(National Acupuncture Detoxification Association)-Protokoll auch in Deutschland bisher erhoben wurden. Eine zusammenfassende Bewertung ergibt, dass die Ohrakupunktur einen Effekt in der Behandlung des Opiatentzugssyndroms aufzuweisen scheint, der über den Plazeboeffekt hinausgeht.

Studienergebnisse legen nahe, dass eine ambulante Suchtakupunktur als Begleittherapie in der Substitutionsbehandlung zu einer leichten Verringerung der Entzugssymptomatik, einem Rückgang des Drogenverlangens und einer Verbesserung des psychischen Befindens führt. Der Beigebrauch von Kokain und Heroin und in der Folge auch der intravenöse Konsum gehen im

Verlauf der Behandlung zurück. Obwohl die Effekte nicht sehr stark ausgeprägt sind, zeigt sich jedoch, dass besonders Substituierte mit polyvalentem (Bei-)Konsum von der Akupunkturbehandlung profitieren. Suchtakupunktur sollte bei besonders problematischen Konsummustern sowohl im Rahmen der Substitutionstherapie als auch in szenenahen Settings eingesetzt und weiter überprüft werden.

Weitere Anwendungsempfehlungen bezüglich der Indikationsstellung, der Art und Dauer der Anwendung sowie der praktischen Durchführung bedürfen jedoch weiterer Forschung.

http://www.nada-akupunktur.de/

Alkohol

Äthylalkohol in Form von Bier, Wein oder höher konzentrierten Schnäpsen gehört als Genussmittel zu den Charakteristika der abendländischen Kultur. Seine akute Wirkung führt zu gehobener Stimmung, Abbau von Ängsten und Hemmungen, Steigerung von Antrieb und Motorik, bei höheren Dosen auch zu Benommenheit, Störungen von Sprache und Aufmerksamkeit. Nach anfänglicher Stimulation tritt zunehmend Ermüdung, teilweise mit Verstimmung und Gereiztheit auf.

Die Bedeutung des übermäßigen Alkoholkonsums im Sinne des Missbrauchs oder der Abhängigkeit ist enorm. Etwa 5% der erwachsenen Männer und etwa 2% der erwachsenen Frauen sind alkoholabhängig. In psychiatrischen wie somatischen Krankenhäusern weisen 20–30% der Patienten eine Alkoholabhängigkeit auf. Ein Viertel von ihnen unternimmt mindestens einen Suizidversuch, über 10% sterben durch Suizid.

Alkoholmissbrauch bedeutet, dass es ohne Zeichen einer Abhängigkeit zu körperlichen und/oder sozialen Schäden kommt. Alkoholabhängigkeit ist typischerweise charakterisiert durch Toleranzentwicklung, Kontrollverlust, Entzugserscheinungen und Unfähigkeit zu dauerhafter Abstinenz.

Das Entzugssyndrom ist auf der körperlichen Seite charakterisiert durch Brechreiz, Durchfälle, Tachykardie, Hypertonie, erhöhte Schweißneigung und Schlafstörungen.

Bei intensiverem Entzug können auch generalisierte Krampfanfälle, massiver Tremor, Dysarthrie, ängstlich-dysphorische Verstimmung und optische Halluzinationen auftreten.

Im eigentlichen Delir (Delirium tremens) kommt es zusätzlich zu Störungen der Orientierung, Bewusstseinsminderung und optischen Halluzinationen. Die medikamentöse Behandlung beim Entzug beruht in Deutschland meistens auf Clomethiazol, daneben auch auf Carbamazepin oder Benzodiazepinen.

Schwere Komplikationen sind die Alkoholhalluzinose (bisweilen chronisch verlaufend), das Korsakow-Syndrom mit deutlicher Störung des Alt- und Neugedächtnisses, der Konzentrationsfähigkeit und der Orientierung, im Weiteren die Polyneuropathie (u. a. verminderte Sensibilität der unteren Extremitäten und Gangstörungen), die sich bei mindestens einem Viertel aller Alkoholabhängigen entwickelt. Es zeigen sich soziale Folgeschäden, wobei ein Verlust von Partnern, Freunden und Bekannten eintritt, dazu ein allgemeiner Leistungsabfall, der heute häufig zum Arbeitsplatzverlust führt. Die Zelltoxizität zeigt sich in Organschäden an Leber, Pankreas, Herz, Nieren und Knochenmark.

Wie bei Abhängigen illegaler Drogen haben auch Alkoholabhängige häufig eine zusätzliche psychiatrische Erkrankung im Sinne einer sog. Komorbidität. Diese liegt bei ca. 30–50% der abhängigen Patienten vor, am häufigsten als depressive Erkrankung, Angststörung oder Persönlichkeitsstörung.

Die Entzugsbehandlung im Sinne der Entgiftung wird heute meist in spezialisierten Suchtstationen innerhalb größerer Krankenhäuser durchgeführt. Ziel ist es, weitere gesundheitliche Schäden zu vermeiden, was oft unter dem Begriff der selektiven Entgiftung bei Fortbestehen z. B. einer ⇒ *Substitution* geschieht. Die nachfolgende Entwöhnungsbehandlung über 2–6 Monate in einer spezialisierten Reha-Einrichtung kann heute in vereinzelten Institutionen durchgeführt werden.

Alkoholkonsum im Sinne von Missbrauch oder Abhängigkeit ist bei vielen opiatabhängigen Patienten bereits vorbestehend und nimmt bei den anderen während einer ⇒ *Substitution* (⇒ *Beikonsum*) tendenziell eher noch zu. Alkohol verstärkt die atemdepressive Wirkung von Methadon bzw. Levomethadon. Wenn der Patient beim Arztbesuch einen alkoholisierten Eindruck macht, hat der Arzt die Möglichkeit, den Promillewert mittels eines Röhrchentests festzustellen (vergleichbar mit der Alkoholkontrolle durch die Polizei). Deutet der Test auf eine deutlich hohe Promillekonzentration im Blut hin, wird die Methadon- bzw. Levomethadonmenge für den betreffenden Tag reduziert.

Alkoholmissbrauch/-abhängigkeit muss zusätzlich zur Opiatabhängigkeit spezifisch behandelt werden, wobei sich in der Teilentgiftung von Alkohol neben der psychologischen und verhaltenstherapeutischen Behandlung auch die Therapie mit Disulfiram bewährt hat. Alkohol als legales Ersatzpräparat bei eingeschränkter Erhältlichkeit von Opiaten auf dem illegalen Markt ist eine der Triebfedern für die Entwicklung schwerwiegender Alkoholprobleme bei opiatabhängigen Patienten. Die Diagnostik im Rahmen der Substitutionsbehandlung beruht zunächst primär auf der Messung des Alkohols in der Ausatemluft (sog. Blastest). Daneben spielt die Erhöhung der Gamma-GT als Indikator einer akuten Leberschädigung und das erhöhte mittlere Erythrozytenvolumen (MCV) als Ausdruck der chronischen Knochenmarkschädigung eine wichtige Rolle. Neue Tests wie das Carbo-Deficient-Transferrin (CDT) sind etabliert, aber relativ teuer. Eine alkoholabstinente Person muss 14–21 Tage ca. 60 g Alkohol trinken, damit sich ein pathologischer CDT-Wert (>6%) einstellt. Nach Absetzen normalisiert sich das CDT nach ca. 14 Tagen. Falsch-positive Werte finden sich insbesondere bei begleitenden Lebererkrankungen wie z. B. primäre biliäre Zirrhose oder chronisch aktive Virushepatitiden.

www.dhs.de

Ambulanz – Substitutionsambulanz – Institutsambulanz

Neben ärztlichen Schwerpunktpraxen für Substitutionstherapie und Suchtmedizin haben sich in vielen Städten interdisziplinäre Substitutionsambulanzen etabliert, in denen die Opiatsubstitution kombiniert wird mit Suchtberatung, psychosozialer Beratung und Case-Management oder auch strukturierter Sucht- und Psychotherapie. Die medizinischen, psychosozialen und therapeutischen Maßnahmen sind hier unter einem Dach zusammengeführt und werden meist in einer gemeinsamen Behandlungsplanung von Ärzten, Psychologen und Suchtberatern abgestimmt. Die aus ärztlichen und psychosozialen Fachkräften zusammengesetzten Fachteams bündeln Kompetenzen und die Infrastruktur für eine adäquate Behandlung der multiplen somatisch-seelisch-sozialen Störungen Drogenabhängiger und sind in der Lage, auch auf alternative Behandlungs- und Betreuungsangebote wie ambulante und stationäre medizinische Rehabilitation, Betreutes Wohnen, Arbeitsprojekte und tagesstrukturierende Hilfen vorzubereiten oder diese selbst durchzuführen. Bei der Versorgung von hochgradig in die Drogenszene eingebundenen opiatabhängigen Patientinnen und Patienten hat sich die Integration von Substitutionsambulanzen in umfassende medizinischpsychosoziale Versorgungszentren – z. B. Krisenzentren mit Übernachtungsplätzen und Tagesaufenthalt für obdachlose Abhängige – bewährt.

Die Kassenrechtliche Grundlage für die Etablierung dieser Ambulanzen bietet § 31 (1) b Ärzte-ZV. »Die Zulassungsausschüsse können über den Kreis der zugelassenen Ärzte hinaus weitere Ärzte, insbesondere in Krankenhäusern und Einrichtungen der beruflichen Rehabilitation oder in besonderen Fällen ärztlich geleitete Einrichtungen zur Teilnahme an der vertragsärztlichen Versorgung ermächtigen, sofern dies notwendig ist, um eine bestehende oder unmittelbar drohende Unterversorgung abzuwenden oder einen begrenzten Personenkreis zu versorgen ...«.

Die Institutsermächtigungen werden jeweils befristet für zwei Jahre ausgesprochen und können nach Prüfung der Versorgungssituation verlängert werden.

In der Regel umfasst die Ermächtigung einen eingeschränkten Katalog der zum Substitutionskomplex gehörenden Kassenleistungen sowie in begrenztem Umfang Leistungsziffern zur Durchführung interkurrenter Behandlungen. Die Substitutionsleistungen müssen dabei von namentlich benannten Ärzten persönlich erbracht werden, die über die vorgeschriebenen suchtmedizinischen Qualifikationsvoraussetzungen sowie einen Genehmigungsbescheid der Fachkommission der KVH verfügen.

Institutsambulanzen sind oft auch an Psychiatrischen Kliniken oder Psychiatrischen Abteilungen angegliedert, die nach § 118 SGB V den Versorgungsauftrag haben, psychisch Kranke mit chronischem schwerem Verlauf und drohender sozialer Desintegration zu behandeln. Zu den Zielgruppen einer Behandlung in einer Institutsambulanz gehören nach SGB V auch die suchtmittelabhängigen Patienten, denn diese Patienten leiden an einer chronischen Erkrankung, die zu häufigen Krankenhausaufenthalten führt, in der Regel mit komorbiden psychiatrischen Störungen einhergeht und mit erheblichen Risiken für die soziale Integration verbunden ist. Abhängige haben notorisch Schwierigkeiten, das Hilfesystem zu nutzen. Hier eröffnet die Institutsambulanz an einem psychiatrischen Fachkrankenhaus bzw. an einer psychiatrischen Abteilung die Möglichkeit einer erhöhten Behandlungskontinuität durch ein integriertes Angebot von z. B. qualifizierter Entzugsbehandlung, Substitutionsbehandlung und Opiatantagonistenbehandlung, wenn nötig kombiniert mit einer psychiatrisch-psychotherapeutischen Behandlung. Die verbesserte Behandlungskontinuität wiederum ist ein wichtiger Faktor für die Festigung der Patienten-Compliance.

Antabus

Antabus (Disulfiram) hemmt über das Enzym Aldehyd-Dehydrogenase irreversibel den Abbau von Acetaldehyd, dem ersten Stoffwechselprodukt des Alkohols, so dass es zu einer kurzfristigen Vergiftung mit diesem Alkoholabbauprodukt kommt (Disulfiram-Alkohol-Reaktion, »DAR«). Nach Alkoholkonsum unter Antabus-Einnahme kann es dann zu Übelkeit, Kreislaufstörungen, Angstzuständen, Flush, Durst, Luftnot, Angst, Herzrasen, Brustschmerzen, Schwindel, Atemdepression, Blutdruckabfall, Herzrhythmusstörungen, Krampfanfällen und schließlich auch zum Exitus kommen! Interaktionen mit anderen Pharmaka sind bekannt und müssen beachtet werden. Die Einstellung auf Antabus muss sorgfältig erwogen werden und darf nur unter ärztlicher Kontrolle durchgeführt werden. Dabei müssen psychische Stabilität, allgemeiner Gesundheitszustand, das Vorliegen körperlicher und psychischer Erkrankungen, die Einnahme sonstiger Medikamente und Vorerfahrungen mit Antabus berücksichtigt werden. Eine längerfristige Einnahme ist nicht ratsam, da es zu Leber- und anderen Organschäden führen kann. Antabus sollte deshalb nur in der ersten Zeit der Alkoholabstinenz eingesetzt werden. Während der Opioidsubstitution ist eine Antabus-Behandlung nur dann vertretbar, wenn der Patient (wie üblich) ausdrücklich eingewilligt hat, täglich zur Einnahme des Substitutionspräparats und des Antabus erscheint und auf etwaige unerwünschte Wirkungen rasch reagiert werden kann. Wenn diese Behandlung innerhalb eines Gesamtkonzepts eingebettet ist, stellt dieses Vorgehen eine Alternative zur üblichen Form der durch wiederholte stationäre Interventionen zum Alkoholentzug gekennzeichneten Therapie dar.

www.pharmazie.com

Antidepressiva

Antidepressiva werden bei depressiven Störungen, gleich welcher Ursache, verordnet. Überwiegend werden derzeit aufgrund ihres niedrigeren Nebenwirkungsprofils sog. »Serotonin-Wiederaufnahmehemmer« (SSRI) eingesetzt. Ebenso können aber auch Noradrenalin-Wiederaufnahmehemmer (NRI), Serotonin-Noradrenalin-Wiederaufnahmehemmer (SNRI) oder Trizyklika (TZA) aufgrund unterschiedlicher Wirkprofile Verwendung finden.

Die bereits jahrzehntelang im Einsatz befindlichen Trizyklika werden nach ihren Eigenschaften in drei Grundtypen eingeteilt:

1. Der Amitriptylin-Typ wirkt eher beruhigend und wird bei agitiert-ängstlichen Depression verordnet.
2. Der Imipramin-Typ ist antriebsneutral und stimmungsaufhellend.
3. Substanzen vom Desipramin-Typ wirken eher antriebssteigernd und sind deshalb zur Behandlung der gehemmt-depressiven Depression geeignet.

Unabhängig von der jeweiligen Ursache des depressiven Syndroms liegt die durchschnittliche Ansprechrate von Antidepressiva bei 50–75%. Im Vergleich dazu kann durch Gabe eines Plazebos nur eine durchschnittliche Rate der Besserung von 30–40% erzielt werden. Unter Berücksichtigung spezifischer unerwünschter Wirkungen, wie etwa Müdigkeit, Benommenheit, Hypotonie, orthostatische Dysregulation, Tachykardie, Herzrhythmusstörungen, Miktionsstörungen oder Krampfanfälle können sedierende Antidepressiva wie etwa Doxepin oder Amitriptylin im ⇒ *Entzug* eingesetzt werden. Wegen der begrenzten Wirkung und der beträchtlichen Nebenbewirkungen wurde ihre Anwendung zugunsten der Opiatagonisten (etwa Methadon) aber weitgehend verlassen. Indiziert sind sie bei behandlungsbedürftiger depressiver Störung (⇒ *Komorbidität, psychiatrische*), wobei bei substituierten Patienten die Verordnung von Serotonin-Wiederaufnahmehemmern wegen ihrer geringeren metabolischen Interaktionen im Cytochrom-P-450-Enzym-System besondere Berücksichtigung finden (Fluoxetin, Citalopram). Regelmäßige Laborkontrollen sind notwendig. Für Suizidgefährdete erscheint Citalopram riskant, da diesbezügliche Vergiftungen tödlich endeten. Eine Verordnung muss nach ärztlicher Indikation erfolgen und sollte um eine psychotherapeutische Begleitung ergänzt werden. Dieses Vorgehen erweist sich bei substituierten Patienten weiterhin als kaum durchführbar, da psychiatrische Ressourcen fehlen bzw. trotz der Eindeutigkeit der Zugehörigkeit dieser Erkrankungen zur nervenärztlichen Behandlung aufgrund der Abhängigkeitserkrankung keine Therapie angeboten wird.

www.akdae.de, www.buendnis-depression.de

Apotheke

Seit Jahren stellen Apotheken nach Rezeptur die Lösungen aus razemischem ⇒ *Methadon* her, am häufigsten wird die 1%ige NRF-Lösung (NRF = Neues

Rezeptur-Formularium) verordnet, für die eine eigene Kostenvereinbarung besteht. Außerdem geben Apotheken die anderen Medikamente wie z. B. L-Polamidon® Lösung zur Substitution wie verordnet an die Arztpraxis/Ambulanz zur Verabreichung an den Patienten ab.

Zusätzlich ist es in Deutschland seit Februar 1998 rechtlich möglich, dass in Apotheken (wie auch anderen autorisierten Einrichtungen) z. B. ⇒ *Methadon*/L-Polamidon Lösung zur Substitution direkt an Substituierte abgegeben werden kann (⇒ *BtMVV*). Vorher wurde dieses Abgabeverfahren großflächig nur im Stadtstaat Hamburg praktiziert (seit 1989). Etwa vier Fünftel der Substituierten nehmen dort unter Aufsicht das Substitutionsmittel in einer Apotheke ein. Das dezentrale Apothekensystem sichert eine flexible und wohnortnahe Versorgung der Substituierten. Dies erleichtert die Verbindung von Abgabemodalitäten und beruflichem Alltag und vermeidet Überbelastungen und Verdichtungen in den einzelnen Abgabestellen. Ferner haben sich Befürchtungen, dass es zu Belästigungen, Gewalt und Diebstählen durch die Substituierten in den Apotheken kommen könnte, nicht bestätigt. Daher ist die Akzeptanz seitens der Apotheken, der Ärzte und der Substituierten für dieses »Apothekenmodell« sehr hoch. Für die Vergabe von Substitutionsmitteln durch die Apotheken sprechen auch langjährige Erfahrungen in Großbritannien und der Schweiz.

Apotheken sind auch die Ausführenden der Take-home-Verordnungen aller Substitutionsmittel. Sie bereiten die Einzelportionen für die durch den Arzt auf dem Take-home-Rezept verordnete Mitgabe an den Patienten vor. Nur sie dürfen den Patienten Medikamente mitgeben (⇒ *Dispensierrecht*). In allen Fällen von Take-home-Verordnungen, sobald auch nur eine Unterteilung in Tagesportionen erfolgt (und die schreibt die BtMVV für alle Substitutionsmittel vor), wird dies als Rezeptur in Rechnung gestellt.

Über die Zusammenarbeit mit der Apotheke informieren die ⇒ *Richtlinien der Bundesärztekammer* und die ⇒ *BtMVV*. Viele Apotheken in Deutschland, nehmen heute (ohne Vergütung) die (freiwillige) Leistung »Sichtvergabe von Substitutionsmitteln« vor und leisten damit einen wichtigen Beitrag in der Substitutionstherapie. Die Sicherstellung der täglichen Sichtvergabe bedeutet eine arbeitsstätten-/wohnortnahe und vor allem flächendeckende Versorgung und bildet so die Voraussetzung einer sozialen Integration der Patienten.

http://www.akzept.org/experten_gespraech/pdf/ExpDokuFinal108.pdf

Beendigung bei Abbruch

Der Abbruch der Behandlung kann nur als Ultima Ratio erfolgen, nachdem alternative Interventionen (z. B. Auflagen zur stationären Entgiftung oder eine Verlegung in eine andere Behandlungseinrichtung) ausgeschöpft wurden und zu keinem positiven Ergebnis geführt haben. Als Abbruchkriterien gelten gem. Richtlinien der Bundesärztekammer:

- fortgesetzter, problematischer, die Therapieziele gefährdender Beikonsum,
- Verweigerung der Kontrollen,
- unzureichende Kooperationsbereitschaft des Patienten,
- Weitergabe und/oder Handel mit Suchtstoffen.

Die Konsequenz eines Behandlungsabbruchs sollte dem Patienten durch abgestufte Verwarnungen und Abmahnungen angekündigt werden. Die Entscheidung sollte mit den Kooperationspartnern der psychosozialen Betreuung beraten und gemeinsam vertreten werden.

Der Abbruch der Behandlung erfordert ein strukturiertes Vorgehen mit dem Ziel, einen abrupten und unkontrollierten Opiatentzug zu vermeiden und die Risiken zu begrenzen, die mit der Dosisreduktion und mit einem verstärkten Suchtmittelkonsum verbundenen sind. Der Patient muss über die körperlichen, psychischen und sozialen Konsequenzen aufgeklärt werden. In jedem Fall muss ihm die Möglichkeit zu einem geordneten Entzug vom Substitutionsmittel gegeben werden. Es sollte immer der Versuch unternommen werden, den Patienten für eine stationäre Entgiftung oder Krisenintervention bzw. eine (ggf. auch übergangsweise substitutionsunterstützte) stationäre Entwöhnung zu motivieren. Lehnt der Patient diese Behandlungsalternativen ab oder ist die Vermittlung in geeignete Auffangstrukturen aus anderen Gründen nicht möglich, wird die Substitution nach einem vorher festgelegten Reduktionsschema ausschleichend beendet. Abhängig von der Ausgangsdosis und den Rahmenbedingungen (z. B. Ausmaß und Art von ⇒ *Beikonsum* und dessen medizinischen Risiken) kann sich diese Abdosierung (⇒ *Substitution: Abdosieren*) über einen Zeitraum von mehreren Tagen bis zu mehreren Wochen erstrecken. Wenn aufgrund von Gewaltanwendung oder Gewaltandrohung oder anderen schwerwiegenden Vorfällen eine sofortige Beendigung des Kontakts zur Arztpraxis/Behandlungseinrichtung erforderlich ist, sollte geprüft werden, ob das Abdosieren von einer anderen Arztpraxis oder Behandlungseinrichtung oder in einer stationären Entgiftung möglich ist.

Behandlungsplan

Im suchttherapeutischen Behandlungsplan werden die medizinischen, psychologischen und psychosozialen Ziele und Vorgehensweisen vereinbart und ggf. die Hilfemaßnahmen verschiedener an der Behandlung beteiligter Personen und Institutionen koordiniert. Idealerweise gestaltet sich die Behandlungsplanung als fortlaufender Verständigungs- und Abstimmungsprozess zwischen dem Arzt, der psychosozialen Fachkraft und dem Patienten. Sofern das Behandlungssetting eine systematische Zusammenarbeit und stetige Abstimmung der Beteiligten nicht zulässt, ist zumindest eine regelmäßige gegenseitige Information über die medizinischen und psychosozialen Entwicklungsschritte und Ziele erforderlich ⇒ *Kooperationsmodelle.*

Die Behandlungsplanung beginnt mit einem Assessment, in dem die medizinische und psychosoziale Situation des Patienten erhoben und sein Hilfebedarf ermittelt werden. Das Assessment ist zu verstehen als ein Prozess, in dem der Patient und seine medizinischen/psychosozialen Therapeuten/Betreuer eine gemeinsame Problembeschreibung erarbeiten. Es umfasst mehrere Gesprächstermine und sollte nicht nur Störungen, Defizite und Krankheiten thematisieren, sondern immer auch die Kompetenzen, Fähigkeiten und Ressourcen des Patienten zur Selbsthilfe herausarbeiten.

Die umfassende psychosoziale Diagnostik und Anamnese der sozialen Einflussfaktoren und Lebensumstände umfasst die familiäre Situation, die schulische bzw. Ausbildungs- und Berufssituation, die finanzielle Situation, die Wohnsituation sowie juristische Probleme. Zusätzlich sollten die Umstände, unter denen der Patient sich zu einer Behandlung entschlossen hat, sowie seine Erwartungen und die Erwartungen anderer Beteiligter (Familie, Richter, Bewährungshelfer, Betreuer etc.) geklärt werden.

Das Assessment sollte in ein »Arbeitsbündnis« münden, in dem die Erwartungen und Veränderungsabsichten des Patienten formuliert sowie konkrete Teilziele, Schritte und Hilfestellungen möglichst in seiner eigenen Sprache formuliert und als Verabredungen protokolliert werden. Ihre Umsetzung oder auch die Hindernisse bei der Umsetzung werden regelmäßig gemeinsam mit dem Patienten überprüft und bewertet (Monitoring).

Hilfreich für das Assessment und die Behandlungsplanung sind die Diagnostik- und Dokumentationsinstrumente ASI (Addiction Severity Index) und PREDI (Prozess- und Ressourcenorientierte Psychosoziale Diagnostik), mit denen die in der Suchtbehandlung relevanten Bereiche erhoben und hinsichtlich des Hilfebedarfs bewertet werden können. Hilfreiche Checklisten und Schemata finden sich u. a. im ASTO-Handbuch der Ärztekammer Westfalen-Lippe.

Anregungen für ein systematisches Vorgehen bei der psychosozialen Hilfeplanung gibt das ⇒ *Case-Management* als Verfahren zur patientenorientierten Planung und Koordination von Hilfestellungen und Unterstützung in verschiedenen Hilfe- und Behandlungssystemen.

Behandlungsrichtlinien

Nach Vorgaben innerhalb der letzten Jahre konnte nach Bekunden der Bundesärztekammer (BÄK) durch deren Richtlinien der »gegenwärtige Stand der medizinischen Wissenschaft« in der Behandlung Opiatabhängiger abgebildet werden. Die Richtlinien stellen eine Grundlage für die Indikationsstellung, die Durchführung und den Abschluss der substitutionsgestützten Behandlung Opiatabhängiger für die in der substitutionsgestützten Behandlung Opiatabhängiger tätigen Ärzte dar. (Inwieweit tatsächlich der gegenwärtige Stand der Wissenschaft berücksichtigt wird oder sich auch einmal politisch intendierte Regelungen finden, muss der jeweilige Anwender/Leser für sich entscheiden.) Zusätzlich sind die Regelungen des Betäubungsmittelgesetzes (BtMG), der Betäubungsmittel-Verschreibungsverordnung (BtMVV) und des Arzneimittelgesetzes (AMG) in jedem Falle zu beachten. Die Richtlinien gelten unter Beachtung des ärztlichen Berufsrechtes für alle Ärzte, die substitutionsgestützte Behandlungen Opiatabhängiger durchführen. Soweit die substitutionsgestützte Behandlung als Leistung der Gesetzlichen Krankenversicherungen gewährt wird, sind darüber hinaus die Vorschriften des SGB V zu beachten.

Die Behandlungsrichtlinien für die Substitutionstherapie werden nach dem wissenschaftlichen Stand durch die Bundesärztekammer und im Bereich der Gesetzlichen Krankenversicherung durch die ⇒ *Richtlinie Methoden vertragsärztliche Versorgung* – MVV-RLR vorgegeben. Grundlage jeder Behandlung mit Opioiden sind außerdem BtMG und BtMVV, die den rechtlichen Rahmen setzen. Der Patient muss über die aufgrund dieser Vorgaben notwendigen Schritte innerhalb der Behandlung unterrichtet werden (⇒ *Behandlungsvereinbarung*). So ist beispielsweise die ⇒ *Take-home-Verordnung* frühestens nach einem halben Jahr täglicher Einnahme in der Praxis möglich.

Gibt es keine anderen Gründe, die dagegen sprechen, kann über die Aushändigung eines BtM-Rezeptes mit einer Take-home-Verordnung entschieden werden. Das heißt, der Patient erhält nach Vorlage dieses Rezeptes in der Apotheke sein Substitutionsmittel für die Mitnahme ausgehändigt. Vorher wird die Abstinenz von anderen Drogen (⇒ *Beikonsum*) angestrebt und es muss die Bereitschaft zum regelmäßigen ⇒ *Drogenscreening* vorhanden sein. Die Integration in den Praxisablauf ist ebenso notwendig wie die Bereitschaft zur Teilnahme an ⇒ *psychosozialen Maßnahmen*. Eine Einwilligung in die notwendige medizinische Diagnostik ist Grundlage der Behandlung und in keinem Fall entbehrlich. Des Weiteren sind regelmäßige Arzt-Patienten-Kontakte erforderlich. Gegebenenfalls ist die Bereitschaft des Patienten zur Teilnahme an einer Psychotherapie zu erwarten. Dem Patienten ist zu verdeutlichen, dass nur unter Beachtung der miteinander vereinbarten Punkte eine Substitution auf Dauer möglich ist.

Weitere Punkte der Richtlinien und Gesetze regeln das Verfahren zur Mitnahme des Substitutionspräparates in den Urlaub, die Vertretung durch andere Ärzte oder die lückenlose und schriftliche Dokumentation der Behandlung. Sie soll die Grundlage zu einer qualitätsorientierten Therapie bieten.

www.baek.de

Behandlungsvereinbarung

Die Rahmenbedingungen und Regeln der Behandlung müssen entsprechend den Richtlinien der Bundesärztekammer in einer schriftlichen Behandlungsvereinbarung festgehalten und durch Unterschrift des Patienten verbindlich akzeptiert werden.

Der Patient ist ausführlich über die Modalitäten der Behandlung aufzuklären:

- Wahl des Substitutionsmittels und mögliche Nebenwirkungen
- Vergabemodus
- Notwendigkeit des Verzichts auf Beikonsum anderer Stoffe, die den Zweck der Substitution gefährden oder die medizinisch gefährlich sind
- Urin- und Alkoholkontrollen
- Information über Abbruchkriterien
- Erforderliche psychosoziale Begleitmaßnahmen

- Aufklärung über eventuelle Fahruntüchtigkeit
- Schweigepflichtentbindung gegenüber anderen beteiligten Institutionen (z. B. Ärztekammer, Kassenärztliche Vereinigung, psychosoziale Betreuungsstelle)
- Information über zentrale Meldeverpflichtung in anonymisierter Form zur Verhinderung von Doppelvergaben.

Es ist das ausdrückliche Einverständnis des Patienten zu den geplanten Therapiemaßnahmen einzuholen.

Die Behandlungsvereinbarung sollte die Zustimmung des Patienten zur elektronischen Datenverarbeitung enthalten sowie die Entbindung von der Schweigepflicht für den Informationsaustausch zwischen den ärztlichen und psychosozialen Kooperationspartnern, ggf. auch in Teamkonferenzen und Supervision.

Behandlungsziele

Die Behandlungsziele der Opiatsubstitution leiten sich ab aus den suchtbedingten körperlichen, psychischen und interaktionellen-sozialen Störungen. Sie umfassen

1. die Behandlung und Bewältigung von suchtbedingten körperlichen, psychischen und sozialen Störungen sowie Suchtfolgeerkrankungen. Dazu gehören:
   - die Beendigung des Abstinenzsyndroms und die Wiederherstellung von Kontrollerleben gegenüber dem Suchtmittel,
   - die Behandlung der körperlichen Auswirkungen, Begleit- und Folgeerkrankungen, u. a von chronischen Infektionen (Hepatitis, HIV) und Leberfunktionsstörungen,
   - die Reduzierung der mit dem abhängigen Opiatkonsum und der i.v.-Applikation einhergehenden besonderen Risiken wie Überdosierung und Infektionen im Sinne einer Sekundärprophylaxe;
2. die Behandlung der suchtbedingten und suchtassoziierten psychischen Funktionsstörungen. Ziele sind hier:
   - die Rückfallvermeidung und Vermeidung von Beikonsum durch Befähigung zum bewussten Umgang mit dem inneren Verlangen nach Substanzkonsum (Suchtdruck, Craving),

- die Klärung individueller, das Craving und die Rückfallgefährdung bahnender Mechanismen. Da bei den substanzbezogenen Störungen Gedanken und Aktivitäten häufig auf die Substanzbeschaffung und den -konsum eingeengt sind, gleichzeitig andere Lebensbereiche vernachlässigt werden, ist die Überwindung des eingeengten Denkens und Handelns ein wichtiges Therapieziel. Deshalb ist hier die Reduzierung der Häufigkeit und Schwere von Rückfällen und Beigebrauch ein zentrales Therapieziel.

3. die Behandlung von interaktionellen, psychosozialen und entwicklungsbedingten Störungen:
   - Die Bearbeitung basaler sozialer Defizite, die sich als Hinderungsgrund für ein selbständiges Leben auswirken (finanzielle Existenzsicherung, Schuldenregulierung, Wohnungsangelegenheiten etc.).
   - Bestehende juristische Probleme müssen mit Vorrang geklärt werden.
   - Die Gefährdung der Erwerbsfähigkeit durch die Suchtstörungen ist ein wichtiger Ausgangspunkt für die suchtspezifische Behandlung und das Erreichen bzw. Wiedererreichen von Arbeitsintegration ein bedeutendes übergeordnetes Therapieziel.
   - Soziale Kontakte sowie familiäre und partnerschaftliche Bindungen sind bei opiatabhängigen Patienten häufig in hohem Ausmaß gestört: Soziale Kontakte sind durch den Drogenkonsum geprägt, häufig fehlen familiäre und partnerschaftliche Bindungen oder sie sind konfliktbehaftet. Die Behandlung zielt auf eine Bearbeitung der jeweiligen Konfliktbereiche.
   - Wenn der Rauschmittelkonsum im Jugendalter begonnen wurde, bestehen zum erheblichen Teil Entwicklungsdefizite im schulischen und beruflichen Bereich. In diesem Fall besteht ein wichtiges Therapieziel in der Bearbeitung einer realistischen beruflichen Perspektive. Eine Voraussetzung ist die Entwicklung einer realistischen Selbsteinschätzung der eigenen Fähigkeiten und Leistungen. Angemessene Maßnahmen zur beruflichen Weiterentwicklung, gegebenenfalls Umschulungs- und Weiterbildungsmaßnahmen müssen in der Therapie thematisiert und initiiert werden.
   - Die z. T. erheblichen Unterschiede in Umfang und Art der psychosozialen Einbindung müssen hinreichend gewürdigt und im Behandlungsplan angemessen berücksichtigt werden

- Wie in allen Beratungs- und Behandlungsprozessen sind Ziele und Verfahren jeweils abhängig von den im Einzelfall diagnostizierten Störungen und Belastungen, dem Grad sozialer Integration, der Veränderungsmotivation und dem psychischen und sozialen Entwicklungsstand der Patienten. Trotzdem gibt es typische Schwerpunkte therapeutischer Gespräche. Sie beziehen sich bei den meisten Patienten auf den Loslösungsprozess von der Drogenszene und die Distanzierung zum bisherigen Drogenkontext; auf die Problematik eines fortbestehenden Beikonsums, eventueller Suchtverlagerung und der Funktion der Drogen; auf Beziehungsprobleme, Partnerschaft und Sexualität; auf die Probleme, mit Einsamkeit und Diskriminierung umgehen zu können sowie die Schwierigkeiten, sich neue Freundeskreise zu erschließen; auf die Schwierigkeiten, mit den eigenen Gefühlen und Schwächen umgehen zu können; auf die psychischen Beeinträchtigungen und Belastungen; auf die Entwicklung von Zukunftsperspektiven, den Umgang mit Leistungsdruck und Erwartungshaltungen Dritter und der Verbesserung der Ausbildungs- und Arbeitssituation.

Nachstehend werden typische Teilziele und Hilfestellungen genannt, die sich aus unterschiedlichen psychosozialen Ausgangssituationen und Motivationsstadien ergeben könnten:

Teilziel: Krisenhilfe und Wiederherstellung der elementaren materiellen und sozialen Existenzgrundlagen

- Überwiegend bei Abhängigen mit langjähriger Drogenkarriere, hoher Bindung an die Drogenszene und fortgeschrittener Verelendung und Verwahrlosung.
- Regelmäßige und verbindliche Mitarbeit in der medizinischen Behandlung und bei interkurrenten medizinischen Behandlungen.
- Klärung der juristischen Situation und ggf. Hilfestellungen, um die Voraussetzungen für die Behandlung abzusichern: z. B. offene Strafverfahren, Bewährungs- oder Therapieauflagen, ausländerrechtlicher Status – Kontaktaufnahme zur Staatsanwaltschaft, zum Gericht, zur Ausländerbehörde: Begleitung zu Terminen, Unterstützung bei der Beantragung oder Verhandlung über Rückstellung der Strafvollstreckung mit Therapieauflage etc.

- Absicherung und Stabilisierung des Lebensunterhalts und des sozialrechtlichen Status: Klärung von Anspruchsberechtigungen nach SGBII oder SGB XII o. Ä., Krankenversicherungsstatus, ggf. Sicherung medizinischer und sozialer Hilfen auf der Grundlage des Asylbewerber-Leistungsgesetzes. Wohnen: Vermittlung von Unterkunft oder provisorischen und ggf. betreuten Wohnmöglichkeiten, ggf. Anmeldung eines Wohnsitzes. Tagesaufenthalt und tagesstrukturierende Maßnahmen in Krisenzentren, Kontaktläden, Drogenambulanz.

Teilziel: Lösung aus der Drogenszene

- Wiederherstellung geregelter Wohnverhältnisse und Befähigung zum eigenständigen Leben in Wohnverhältnissen ohne Bezug zur Drogenszene.
- Entwicklung bzw. Verstärkung eines von der Drogenszene abgegrenzten sozialen Umfeldes z. B. durch Förderung von gemeinsamen Freizeitaktivitäten und Selbsthilfeaktivitäten mit anderen Substituierten als »Milieu des Übergangs«.
- Klärung bzw. Wiederherstellung und Erneuerung familiärer Bezüge, des Kontaktes zu Freunden und Bekannten; Bearbeitung von Störungen und koabhängigen Beziehungsmustern, Beratung ggf. unter Einbeziehung von Angehörigen und Partner/-in.
- Schuldnerberatung und Schuldnerschutz mit dem Ziel, die Schuldendynamik zu begrenzen und die Spirale von Forderungen zu stoppen (Sichtung und Zusammenstellung der Forderungen, Kontaktaufnahme zu Gläubigern und Information über Einkommensstatus, Stundung von Forderungen).
- Aushilfe- und Gelegenheitsarbeiten, Jobbörse, den Voraussetzungen der Patienten angepasste Arbeitsprojekte. Mit Blick auf die Inanspruchnahme von Leistungen nach dem Arbeitsförderungsgesetz (ABM-Berechtigung, Eingliederungshilfen etc.) sollte grundsätzlich die Meldung beim Arbeitsamt geprüft werden.

Teilziel: Rehabilitation und soziale Integration

- Berufliche Qualifizierungsmaßnahmen, Reintegration in Arbeitsverhältnisse. Schuldenregulierung mit Unterstützung von professioneller Schuldnerberatung und von »Resozialisierungsfonds«.

Themen der Beratung und Behandlung

Rückfallprävention, Bewältigung von Konflikten und emotionalen Krisen, soziale und kulturelle Verortung und Identität, Selbstwertgefühl und Selbstbewusstsein, soziale Kompetenz, Interessen und Werthaltungen, Verhaltensmuster in Beziehungen, biographische Belastungen, Traumata, Konflikte und Entwicklungsaufgaben.

Beikonsum

Der Bei- oder auch Nebenkonsum von nicht verschriebenen legalen oder illegalen Drogen während einer substitutionsgestützten Behandlung ist in individuell unterschiedlicher Ausprägung häufig zu beobachten. Er wird oftmals mit einem Versagen der Behandlung gleichgesetzt. Dabei wird aber oft weder zwischen den verschiedenen Konsumformen noch der Intensität des Konsums unterschieden. Eine Mehrheit der Substituierten allerdings verringert den Beikonsum unter der substitutionsgestützten Behandlung oder verzichtet vollständig darauf. Dies wird vor allem bei Heroin, aber auch bei Kokain deutlich, während der Alkoholkonsum relativ konstant bleibt. Es muss berücksichtigt werden, dass die Entwicklung hin zu einer beigebrauchsfreien Phase sehr viel Zeit in Anspruch nehmen kann. Die genaue Betrachtung zeigt, dass ein Teil der Substituierten den Beikonsum vollständig einstellt und ohne zusätzlichen Konsum stabil bleibt. Während eine anderer Teil den Beikonsum zögerlicher und von Schwankungen des Nebenkonsums geprägt stabiler wird, betreibt ein weiteres Drittel den ausgeprägten permanenten Konsum weiter. Deshalb sind Beigebrauchskontrollen gemäß BtMVV vorgeschrieben. Zu Beginn der substitutionsgestützten Behandlung sind engmaschige Kontrollen des Beigebrauchs erforderlich. Wenn eine Stabilisierung des Behandlungsverlaufs erfolgt ist, können größere Kontrollintervalle gewählt werden, die in schwierigen Behandlungssituationen wieder zu verkürzen sind. Es müssen unangemeldete, stichprobenartige Kontrollen auf Beigebrauch anderer Suchtmittel sowie auf den bestimmungsgemäßem Gebrauch des Substitutionsmittels durchgeführt werden. Hierbei sind – je nach Lage des Einzelfalls – der Beigebrauch anderer Opiate, aber auch von Benzodiazepinen, Kokain, Amphetaminen und Alkohol zu prüfen. Bei »Take-home-Vergabe« ist die regelmäßige Beigebrauchskontrolle zwingend erforderlich. Die Vergabe des Substitutionsmittels hat zu unterbleiben, wenn ein aktueller Beikonsum festgestellt wird, der den Patienten bei zusätzlicher Verabreichung des Substituts gesundheitlich gefährden würde. Insbesondere ist darauf zu achten, dass eine Einnahme des Substituts in Kombination mit Alkohol und/oder Sedativa zu Atemdepressionen mit tödlichem Ausgang führen kann. Außerdem hat die Vergabe bei nicht bestimmungsgemäßem Gebrauch des Substitutionsmittels zu unterbleiben. Der behandelnde Arzt ist zu einer sorgfältigen Dokumentation des Beigebrauchs sowie der daraus folgenden Überlegungen und Konsequenzen verpflichtet. Es gibt vielfältige Gründe für den Beikonsum, die abgeklärt werden müssen. Bei nachgewiesenem Beikonsum sollte zunächst die Ursache eruiert und nach Möglichkeiten der Beseitigung gesucht werden. Hierbei ist die Zusammenarbeit mit der psychosozialen Betreuungsstelle angeraten. Kommt es immer wieder zu problematischem Beikonsum ist ein fraktionierter Beigebrauchsentzug (ggf. unter klinischen Bedingungen) einzuleiten. Bei Beigebrauch liegt es in der Entscheidung des Arztes, ob er die Behandlung weiterführt. Bereits während der Drogenkarriere benutzt der überwiegende Teil der Heroinkonsumenten noch andere Mittel oder Drogen, sei es zur Überbrückung von Entzugserscheinungen, zur Steigerung von Wirkungen oder als Ergänzung zur Hauptdroge. Nach Beginn einer Substitutionsbehandlung kommt es typischerweise noch zum Konsum von Heroin, sei es, um dessen Wirkungslosigkeit unter den Bedingungen der Substitution zu »testen«, um eine zu geringe Dosierung des Substitutionsmittel zu kompensieren oder aufgrund fortbestehender Habitualisierung (Heroin-Feeling). Im Verlauf der Behandlung nimmt dieser Beikonsum von Heroin deutlich ab und wird in der Regel ganz eingestellt. Dagegen wird von einem Teil der Patienten der Konsum von Kokain oder von Cannabis fortgeführt, vor allem dann, wenn mit diesen Mitteln bereits intensive Vorerfahrungen bestanden. Allerdings nimmt die Intensität des Beikonsums im Vergleich zur vortherapeutischen Zeit deutlich ab. Der Beikonsum von ⇒ *Benzodiazepinen* – die Barbiturate spielen nur eine untergeordnete Rolle – findet sich vor allem bei Patienten mit starker Depressivität und häufigen Angstzuständen. Es kommt häufig zu Formen der Selbstmedikation, die zum Teil ärztlich in eine reguläre und kontrollierte Behandlung – oft mit Antidepressiva – überführt werden kann. Ein hochproblematischer Beikonsum findet sich bei Patienten mit starken psychischen Störungen und hoher Suizidalität. Hier kommt es zu einem erheblichen parallelen Konsum von Heroin, Kokain, Benzodiazepinen und

Cannabis. Die Erfahrungen langjähriger Dosierungsverläufe zeigen, dass eine optimale Einstellung des Patienten mit dem Substitutionsmittel und seltene Dosierungsveränderungen sich günstig auf die Verringerung des Beikonsums auswirken können. Dies ist unabhängig von der Höhe der Dosis. Eine häufige Variation der Dosis erreicht hingegen keine Stabilisierung des Patienten hinsichtlich des Beikonsums. Der Beikonsum während einer Substitutionsbehandlung bedarf einer sorgfältigen Kontrolle, da es zu riskanten Mischintoxikationen kommen kann. Besondere Bedeutung kommt dabei dem weit verbreiteten Konsum von Benzodiazepinen (vornehmlich Flunitrazepam, Oxazepam) zu. Diesbezüglich stellt die offensichtlich durch nicht gerechtfertigte (ohne Indikation) getätigte ärztliche Verordnung von Benzodiazepinen an Abhängige eine anhaltende Gefährdung dar. Einschlägige Aktivitäten, etwa zur Unterstellung der Benzodiazepine unter das BtmG, blieben bisher ebenso erfolglos wie die Forderung an Ärzte, die Verordnungen genauer zu kontrollieren bzw. einzustellen.

www.indro-online.de

Benzodiazepine

Medikamente dieser Wirkstoffgruppe, sog. Tranquilizer, werden zur kurzzeitigen Behandlung von Schlafstörungen, sowohl Einschlaf- als auch Durchschlafstörungen, Angst- und Unruhezuständen, als Muskelrelaxans und als Notfallmedikation bei epileptischen Krampfanfällen eingesetzt. Alle Benzodiazepine docken an speziellen Bindungsstellen der Nervenzellen im zentralen Nervensystem (GABA-Rezeptor) an und verstärken die Wirkung des körpereigenen Botenstoffes Gammaaminobuttersäure, GABA, die wiederum die Aktivität von Nervenzellen hemmt und dadurch schlafanstoßend wirkt, die Muskeln entspannt und Krämpfe löst. Bei gleichzeitigem Konsum mit anderen ZNS-wirksamen Substanzen wie Alkohol, Barbituraten, Opiaten besteht die Gefahr einer potenzierenden Wirkung, die insbesondere bei Substituierten oft zu Todesfällen führt. Bei hoher Dosierung und plötzlichem Absetzen können auch Krampfanfälle auftreten. Daher empfiehlt sich ein langfristiger Entzug mit ständiger Verringerung der Tagesdosis. Bei regelmäßiger Einnahme besteht die Gefahr der Gewöhnung und der Abhängigkeit, so dass die Einnahme so kurz wie nötig und die Dosis so gering wie möglich gewählt werden soll. Üblicherweise sollte die Behandlungsdauer vier Wochen nicht überschreiten. Bei einer Dauerbehandlung sind die Gefahren von Sucht und Abhängigkeit gegen den therapeutischen Nutzen sorgfältig abzuwägen. Die meisten Benzodiazepine sind grundsätzlich nicht zur Dauerbehandlung zugelassen. Ausnahmen bilden die antiepileptisch wirksamen Benzodiazepine, zu deren Einsatz es aber immer eine medikamentöse Alternative gibt. Benzodiazepine machen den größten Anteil der missbrauchten Psychopharmaka aus. Einerseits handelt es sich um Schlafmittel (Dalmadorm®, Noctamid®, Rohypnol®, Halcion®), andererseits um Beruhigungsmittel oder Tranquilizer (Adumbran®, Lexotanil®, Diazepam). Die Gefahr der Abhängigkeitsentwicklung steigt offenbar mit kürzerer Halbwertszeit und höherer Rezeptorbindung wie z. B. bei Lorazepam, Alprazolam oder Flunitrazepam. Deutlich geringer ist sie umgekehrt z. B. bei Diazepam mit einer Halbwertszeit des ersten wirksamen Metaboliten von über 60 Stunden. Die Schwierigkeit, eine beginnende Abhängigkeitsentwicklung zu erkennen, liegt unter anderem darin, dass die Zielsymptome einer Behandlung wie Unruhe, Schlafstörungen und Angst gleichzeitig auch in der Entzugssituation auftreten. Es wird zwischen einer High-dose- und einer Low-dose-Abhängigkeit unterschieden. Die High-dose-Abhängigkeit entspricht der klassischen Entwicklung mit Dosissteigerung und Toleranzentwicklung, wobei hier häufig eine Kombination mit Alkohol- oder Opiatabhängigkeit gefunden wird. Low-dose-Abhängigkeit von z. B. wenigen Milligramm Diazepam-Äquivalenten pro Tag verläuft also ohne Toleranzentwicklung und kommt insbesondere auch bei älteren Patienten mit z. B. chronischer Einnahme als Schlafmittel vor. Benzodiazepinpräparate sind dosisabhängig und je nach Substanz unterschiedlich stark atemdepressiv. Eine Intoxikation durch den Konsum von Benzodiazepinen allein ist selten, jedoch potenziert sich das Risiko bei gleichzeitigem Alkoholkonsum oder bei gleichzeitiger Gabe anderer ZNS-wirksamer Präparate, wie etwa Opioide. Entzugserscheinungen treten je nach Ausscheidungshalbwertszeit nach 2–3 Tagen auf und äußern sich bei geringer Ausprägung mit allgemeinen Symptomen wie Ängstlichkeit, Verstimmung, Schlafstörungen, Unruhe, Appetitlosigkeit, Tremor u. a. Bei starken Entzugssymptomen können aber auch epileptische Anfälle, Verwirrtheit, psychotische Episoden und Depersonalisationssymptome auftreten. Charakteristischerweise gehen die Symptome mit fluktuierendem Verlauf zurück, kehren aber noch über Wochen bis Monate für kurze Perioden plötzlich zurück.

www.dhs.de, www.drug-infopool.de

Beschaffungskriminalität

Die direkte Beschaffungskriminalität bezeichnet die strafbaren Handlungen, um sich in den Besitz illegaler Drogen zu bringen – sei es durch Erwerb, Herstellung oder Diebstahl solcher Mittel. Mit indirekter Beschaffungskriminalität sind die Taten gemeint, die vor allem durch Raub, Diebstahl, Betrug und illegalen (Drogen-)Handel sich die finanziellen Mittel zu beschaffen suchen, um auf dem illegalen Markt die gewünschte Droge kaufen zu können.

Eine Folgekriminalität – Straftaten unter Einwirkung von Drogen – nimmt bei illegalen Drogen im Gegensatz zu Alkohol nur einen sehr geringen Stellenwert ein.

In der polizeilichen Verfolgung spielt die direkte Beschaffungskriminalität eine relativ geringe Rolle, da der Besitz von Drogen selten von Dritten angezeigt wird, sondern von der Polizei entdeckt werden muss (Kontrolldelikt). Wesentlich höher ist das Risiko eines Drogenkonsumenten, wegen seiner indirekten Beschaffungskriminalität festgenommen zu werden, da diese Dritte schädigt und angezeigt wird. Eine Sonderrolle spielt dabei die Prostitution, da möglicherweise durch Weitergabe von Virusinfektionen (Hepatitis B oder HIV bzw. andere sexuell übertragbare Krankheiten) an die Betroffenen oder darauf folgend an Dritte eine erhebliche Schädigung vorliegt, aber sehr selten zur polizeilichen Anzeige gelangt. Entsprechend gibt es eine unterschiedliche geschlechtsspezifische Verfolgungs- und Kriminalitätsbelastung. Generell gilt jedoch: Je länger eine Drogenkarriere dauert und je größer der entsprechende Geldbedarf ist, um sich die Droge leisten zu können, desto eher steigt die Beschaffungskriminalität und die Wahrscheinlichkeit polizeilicher und justizieller Auffälligkeit. Daher sind insbesondere langjährige oder männliche Heroinkonsumenten zum weit überwiegenden Teil bereits gerichtlich verurteilt worden und haben oft sehr lange Haftstrafen verbüßt.

Unter den Bedingungen einer erfolgreichen Substitutionsbehandlung nehmen die Beschaffungskriminalität und die polizeiliche Auffälligkeit drastisch ab. Zu Verurteilungen während der Substitution kommt es vor allem aufgrund von Delikten, die vor Therapiebeginn begangen wurden, und bei Patienten, die noch einen hohen Beikonsum von Heroin und Kokain haben.

BtMG

Das Betäubungsmittelgesetz regelt die Kontrolle über die Herstellung, den Verkehr und den Einsatz von Betäubungsmitteln (BtM) zu therapeutischen Zwecken sowie die Strafverfolgung bei BtM-Delikten.

Relevant für die Substitutionsbehandlung von Drogenabhängigen sind insbesondere

- die Regelungen des § 1 BtMG über die Einstufung von Betäubungsmitteln in nicht verkehrsfähige BtM (Anlage I), verkehrsfähige, aber nicht verschreibungsfähige BtM (Anlage II) sowie verkehrs- und verschreibungsfähige BtM (Anlage III),
- die Bestimmungen des § 13 BtMG über die Verschreibung zu therapeutischen Zwecken, die Abgabe auf Verschreibung bzw. Überlassung zum unmittelbaren Verbrauch in Verbindung mit der Betäubungsmittelverschreibungsverordnung ⇒ *BtMVV* sowie
- die Regelungen zum Komplex »Therapie statt Strafe« (§§ 35ff).

Regelungen über die Substitutionstherapie

In § 13 BtMG wird die Verschreibung, Verabreichung und Verbrauchsüberlassung von Betäubungsmitteln zu therapeutischen Zwecken – explizit auch zur ärztlichen Behandlung einer Betäubungsmittelabhängigkeit – geregelt. Die Verschreibung von BtM steht unter dem Vorbehalt, dass der beabsichtigte Zweck auf andere Weise nicht erreicht werden kann.
Durch Rechtsverordnung (⇒ *BtMVV*) können

- Indikationen und Kautelen für die Verschreibung von Betäubungsmitteln zur Substitution festgelegt und insofern die ärztliche Therapie- und Rezeptierfreiheit mit dem Ziel einer Kontrolle des legalen BtM-Verkehrs begrenzt werden,
- Mindestanforderungen an die Qualifikation der verschreibenden Ärzte geregelt und die Festlegung der Mindestanforderungen den Ärztekammern übertragen werden.

Darüber hinaus werden die rechtlichen Grundlagen geregelt für die in der BtMVV vorgeschriebenen

- Meldungen und Mitteilungen der verschreibenden Ärzte an das Bundesinstitut für Arzneimittel und Medizinprodukte (Substitutionsregister)

über das Verschreiben eines Substitutionsmittels für einen Patienten in anonymisierter Form,
- Meldungen der Ärztekammern an das Bundesinstitut für Arzneimittel und Medizinprodukte über die Ärzte, die die Mindestanforderungen für das Verschreiben von Substitutionsmitteln erfüllen,
- sowie Mitteilungen aus dem Substitutionsregister an die Überwachungsbehörden und obersten Landesgesundheitsbehörden.

Regelungen über die Substitution mit Diamorphin

Mit Änderung vom 29.07.2009 wurden die rechtlichen Voraussetzungen für das Verschreiben von Diamorphin in Einrichtungen, denen eine Erlaubnis von der zuständigen Landesbehörde erteilt wurde, sowie die Festlegung von Mindestanforderungen an die Ausstattung der Einrichtungen, in denen die Behandlung mit dem Substitutionsmittel Diamorphin stattfindet, durch Rechtsverordnung (⇒ *BtMVV*) geregelt.

Regelungen zur »Therapie statt Strafe«

Neben der Möglichkeit einer Aussetzung des Strafvollzugs zur Bewährung bietet das BtMG zusätzliche und besondere Möglichkeiten, juristische Sanktionen zugunsten von Therapiemaßnahmen zurückzustellen oder Therapiezeiten auf die Haftzeiten anzurechnen, wenn eine Straftat aufgrund einer Betäubungsmittelabhängigkeit begangen wurde: So kann die Staatsanwaltschaft mit Zustimmung des Gerichtes unter bestimmten Voraussetzungen vorläufig von der Anklageerhebung absehen, um Betäubungsmittelabhängigen die Möglichkeit einer Therapie zu eröffnen bzw. die Fortsetzung einer Therapie zu ermöglichen (§ 37 BtMG).

Der Vollzug einer Strafe kann zurückgestellt werden, sofern diese nicht mehr als zwei Jahre beträgt und der drogenabhängige Verurteilte sich in einer Therapie befindet oder zusagt, sich einer bereits gewährleisteten Therapie zu unterziehen (§ 35 BtMG).

Bei einer Zurückstellung der Strafe nach § 35 kann bzw. muss unter bestimmten Voraussetzungen die Therapiezeit auf die Strafe angerechnet werden, bis infolge der Anrechnung zwei Drittel der Strafe erledigt sind und der Rest der Strafe zur Bewährung ausgesetzt werden kann (§ 36 BtMG).

»Therapie statt Strafe« und Substitution. Der BtMG-Kommentar Körners zum BtMG, 6. Auflage, 2007 interpretiert die Anwendung der in §§ 35ff BtMG getroffenen Regelungen auf die Substitution und verweist auf diesbezügliche Gerichtsentscheidungen: »Nachdem die Substitutionsbehandlung ... beim BGA Berlin (heute BfArM), der Bundesärztekammer, den Landesärztekammern und Kassenvertretungen in der medizinischen und juristischen Fachliteratur, nicht zuletzt beim BGH eine modifizierte Bewertung erfahren hat ..., wird auch eine ambulante, psychosozial begleitete Substitutionsbehandlung grundsätzlich als eine der Rehabilitation dienende Behandlung angesehen.«

Bietet eine psychosoziale Einrichtung im Therapiekonzept Einzeltherapien, Gruppentherapien, Freizeit-, Sport- und Arbeitsangebote zur Bewältigung der aus der Drogenabhängigkeit resultierenden Defizite an und wird der Verurteilte in die ambulanten Therapiemaßnahmen eingebunden, so ist die ärztlich kontrollierte Substitutionsbehandlung mit Beigebrauchskontrolle in Verbindung mit der psychosozialen Begleitung eine der Rehabilitation dienende Maßnahme im Sinne von § 35 BtMG.

Aber auch: Allein die Vorlage eines Substitutionstherapieausweises und einer ärztlichen Bescheinigung, er sei in ärztlicher Behandlung und werde mit Methadon substituiert, beweist noch nicht, dass die Substitutionsbehandlung eine der Rehabilitation dienende Behandlung im Sinne der § 35 BtMG darstellt ... Das Wohnen in einer Notschlafstelle und das gelegentliche Aufsuchen eines Drogenberaters stellen keine ausreichende psychosoziale Begleitung im Sinne des Behandlungsbegriffs des § 35 BtMG dar.

BtMVV

Die »Verordnung über das Verschreiben, die Abgabe und den Nachweis des Verbleibs von Betäubungsmitteln vom 20. Januar 1998 (Betäubungsmittelverschreibungsverordnung – BtMVV, Auszug im Wortlaut, s. Anhang 3b)« regelt den Umgang mit Betäubungsmitteln, die gem. Anlage III des Betäubungsmittelgesetzes verkehrs- und verschreibungsfähig sind.

Die rechtlichen Bestimmungen der BtMVV bilden die Grundlage für alle Substitutionsbehandlungen. Sie sind zu unterscheiden von den Regelwerken der ⇒ *BUB-Richtlinien* oder der »Vereinbarung Abhängigkeitserkrankungen« und ebenso von Leistungsvereinbarungen der Sozialhilfeträger über die Durchführung der Substitution im Rahmen der Eingliederungshilfe oder Krankenhilfe nach BSHG sowie Einzelfallregelungen zur Behandlung von Privatpatienten: In diesen Vereinbarungen und Regelwerken können zusätzliche Kautelen und Anforderungen formuliert, die Regelungen der BtMVV hingegen nicht außer Kraft gesetzt werden. Mit der Änderung der BtMVV v. 15.07.2009 wurden zuletzt die Verschreibung und die Kautelen des Einsatzes von Diamorphin im Rahmen der Substitution neu aufgenommen und geregelt.

Als für die Substitutionstherapie zentrale Regelungen werden detailliert in den § 5 und § 5a BtMVV aufgeführt

- die ⇒ *Indikationen* für die Verschreibung von Substitutionsmitteln,
- die Voraussetzungen und Bedingungen, unter denen die Substitution zulässig ist, u. a. Sicherstellung der notwendigen sucht- und psychotherapeutischen Maßnahmen, Meldepflichten und Ausschluss von Doppelvergaben, Ausschluss von den Behandlungserfolg gefährdendem Beigebrauch und Missbrauch des Substitutionsmittels, Frequenz der ärztlichen Konsultation, suchttherapeutische Qualifikation des substituierenden Arztes und Konsiliarregelungen, zugelassene Substitutionsmittel, Modalitäten der Verschreibung, Abgabe und Mitgabe/Take-home-Regelungen sowie Sonderregelungen und Meldpflichten für Verschreibungen bei Auslandsaufenthalten,
- die Zuständigkeiten der Bundesärztekammer für die Festlegung von Richtlinien für die Durchführung der Substitutionsbehandlung auf Grundlage des allgemein anerkannten Standes der medizinischen Wissenschaft,
- die Indikationen und Kautelen für die Verschreibung und den Einsatz von Diamorphin als Substitutionsmittel.

Darüber hinaus regelt die BtMVV die zwingende Verschreibung von BtM mit Betäubungsmittelrezept (§ 8 und § 9) sowie Dokumentations- und Nachweispflichten (§ 13 und § 14) über den Verbleib der Betäubungsmittel.

In § 17 werden Straftaten und in § 18 Ordnungswidrigkeiten im Zusammenhang mit der Verschreibung, Verabreichung und Überlassung von Betäubungsmitteln definiert.

BUB-Richtlinien

Am 28. Oktober 2002 hat der Bundesausschuss der Ärzte und Krankenkassen einstimmig die Neufassung der BUB-Richtlinien (Richtlinien über die Bewertung ärztlicher Untersuchungs- und Behandlungsmethoden bei der substitutionsgestützten Behandlung Opiatabhängiger) beschlossen. Diese

Richtlinien regeln die Substitutionsbehandlung als Leistung der Gesetzlichen Krankenversicherung. Damit entfällt die Voraussetzung einer zusätzlichen Erkrankung für die Übernahme der Kosten einer Substitution.

Bisher wurde von dem Grundsatz ausgegangen, dass das alleinige Auswechseln des Opiats durch ein Substitutionsmittel keine geeignete Behandlungsmethode darstelle und von der Leistungspflicht der Gesetzlichen Krankenversicherung (GKV) nicht erfasst sei. Es musste noch eine weitere Indikation vorliegen, um eine Substitutionsbehandlung zu ermöglichen.

Aufgrund der durch diesen Grundsatz nach wie vor bestehenden Einschränkungen des Behandlungszugangs hatte das Bundesministerium für Gesundheit am 5. Juli 2002 die Richtlinien im Wege einer Ersatzvornahme selbst geändert. Danach sollte künftig gelten: Eine substitutionsgestützte Behandlung 1) ist auch bei manifester Opiatabhängigkeit ohne weitere Begleiterkrankung möglich; 2) darf auch bei einer Abhängigkeit von weniger als zwei Jahren unter bestimmten Bedingungen eingeleitet werden; 3) bedarf keiner Genehmigung mehr, sondern nur noch einer Anzeige.

Die neuen Richtlinien orientieren sich an diesen Vorgaben sowie an den ⇒ *Richtlinien der Bundesärztekammer*. Gleichzeitig werden die Anforderungen an die Qualität der Therapie gesteigert. Dabei geht es z. B. um die Qualifikation der Ärzte (⇒ *Fachkunde Suchtmedizinische Grundversorgung)*, Zulassung zur Leistungserbringung durch die KV, die Erstellung umfassender Therapiekonzepte und den Abschluss einer ⇒ *Behandlungsvereinbarung* mit jedem Patienten. Zukünftig werden paritätisch besetzte Qualitätssicherungskommissionen der Kassenärztlichen Vereinigungen jedes Quartal 2% aller Behandlungsfälle prüfen.

http://www.indro-online.de/bub2002.htm

Buprenorphin

Buprenorphin (Temgesic, Subutex, Suboxone) ist als halbsynthetisches Opioid ein potentes Schmerzmittel. Es wird aus dem Opiumalkaloid Thebain gewonnen und unterliegt dem Betäubungsmittelgesetz (BtMG). Am μ-Opiatrezeptor wirkt es als Partialagonist und besitzt dort eine hohe Rezeptoraffinität, die 20- bis 30-mal stärker ist als Morphin. Die schmerzstillende Wirkung lässt sich ab einer gewissen Dosierung nicht mehr steigern (Ceiling-Effekt). Bei Opiatabhängigen kann Buprenorphin – bei Verabreichung in zu geringer Dosis – aufgrund seines partiell antagonistischen Charakters zur Entzugssymptomatik führen, bei korrekter Dosierung führt Buprenorphin zu wesentlich geringeren Entzugssymptomen als beispielsweise andere Opioide. Buprenorphin ist das einzige Morphin, bei dem es nur zu einer höchstens mittelstarken Hypoventilation kommt, nicht aber wie z. B. bei Fentanyl zum Atemstillstand. Bei Buprenorphin ist eine Atemdepression nur schwerlich mit dem Antagonisten Naloxon aufzuheben. Der Grund dafür liegt darin, dass Buprenorphin nur sehr langsam von den Opioidrezeptoren dissoziiert. Es wird deshalb ein unspezifisches Analeptikum, Doxapram, zur Stimulation des Atemzentrums eingesetzt. Bei chronischen Schmerzzuständen, bedingt etwa durch Krebserkrankungen, werden transdermale Applikationsformen gewählt, während die intravenöse Gabe hauptsächlich bei postoperativen Schmerzzuständen angewendet wird. Sublinguale Applikationsformen werden in der Therapie von Durchbruchschmerzen als Ergänzung einer chronischen Schmerztherapie mit dem transdermalen Pflaster eingesetzt. Als Subutex/Suboxone eignet sich Buprenorphin zur Substitution derjenigen Opiatabhängigen, die auf eine sedierende Wirkung verzichten können, da es am κ-Rezeptor antagonistisch wirkt und deshalb eine geringere sedierende und dysphorische Wirkung aufweist als ein Vollagonist. In Bezug auf die Therapie von Schmerzzuständen mit Buprenorphin haben sich im klinischen Gebrauch vor allem die transdermalen sowie sublingualen Applikationsformen von Buprenorphin durchgesetzt, die sowohl bei chronischen Schmerzzuständen, bedingt durch Krebserkrankungen, als auch gegen chronische Nicht-Tumorschmerzen, etwa muskuloskelettale und neuropathische Schmerzbilder, eingesetzt werden. Die intravenöse Applikation ist hauptsächlich bei postoperativen Schmerzzuständen [etwa in Form der PCA (patientengesteuerte Analgesie)] gebräuchlich, die sublinguale Applikationsform wird zur Therapie von Durchbruchschmerzen als Ergänzung einer chronischen Schmerztherapie mit dem transdermalen Pflaster eingesetzt. Durch die morphinantagonistischen Eigenschaften werden die Wirkungen gleichzeitig eingesetzter Opiate aufgehoben, wobei die Analgesie bestehen bleibt. Patienten können und dürfen nie zusätzlich mit einem anderen Opiat behandelt werden. Die Halbwertszeit beträgt 2–5 Stunden, aber aufgrund der starken Bindung an die Rezeptoren ist die Wirkdauer länger. Die Plasmaproteinbindung beträgt 96%, die Metabolisierung erfolgt in der Leber, die Ausscheidung biliär (80%) und renal. Typische Nebenwirkungen des chronischen Gebrauchs sind Entzugssyndrom, Schlaflosigkeit, Schläfrigkeit, Obstipation, Übelkeit, Erbrechen, Schwindel, Schwitzen und Kopfweh. Die

Schläfrigkeit unterliegt einer Toleranzwirkung. Es kommt zu einer Tachyphylaxie, d. h. schneller Gewöhnung mit Dosissteigerung. Wegen der sehr hohen Affinität zum Opiatrezeptor ist Buprenorphin durch ⇒ *Naloxon* nur schwer verdrängbar, so dass Intoxikationen mit dem Analeptikum Doxapram in Dosierungen von 0,5–1,5 mg/kg langsam i.v. zu behandeln sind. Seit einigen Jahren wird Buprenorphin auch in der Substitution eingesetzt (⇒ *Substitution mit Buprenorphin*)

www.isd-hamburg.de

BUB-Richtlinie

Die BUB-Richtlinie wurde ab 01. April 2006 abgelöst durch die RMvV (Richtlinie Methoden vertragsärztliche Versorgung (⇒ *RMvV*).
http://www.g-ba.de/informationen/richtlinien/7/

Cannabis

Cannabis nennt man seit über 2000 Jahren die aus den Blättern der weiblichen Hanfpflanze (Cannabis sativa) gewonnene Droge. Das aus der Pflanze gewonnene Harz wird im deutschen Sprachraum Haschisch genannt, gepresste Platten von Pflanzenteilen hingegen Marihuana. Der Wirkstoff besteht aus verschiedenen Cannabinoiden, die stärkste psychoaktive Verbindung ist das Delta-9-Tetra-Hydrocannabinol (THC).

Eingenommen wird Cannabis meistens über das Rauchen von mit Haschisch oder Marihuana versetzten Zigaretten, in den Ursprungsländern häufiger über Pfeifenrauchen. In Mitteleuropa wird Haschisch gelegentlich auch Gebäck oder Tee beigefügt. Die Wirkung setzt beim Rauchen in der Regel nach wenigen Minuten ein, maximal nach ca. 10 Minuten und klingt nach 2–3 Stunden wieder ab. Cannabis wird im Urin und im Stuhl ausgeschieden, wobei nach einer ersten raschen Ausscheidungsphase eine langsame Elimination über 1–2 Tage erfolgt. Spuren können aber wegen der Umverlagerung und Reaktivierung aus dem Fettgewebe auch noch nach 1–2 Wochen im Urin und nach Monaten im Haar nachgewiesen werden.

Bisher konnten im Nerven- und Immunsystem zwei Cannabinoidrezeptoren nachgewiesen werden, die durch sog. Endocannabinoide (z. B. Anandamid) stimuliert werden. Die biologische Bedeutung des hirneigenen Cannabinoidsystems liegt vermutlich v.a. in der Regulierung der Ausschüttung verschiedenster Neurotransmitter, die u.a. an der Hirnreifung beteiligt sind. Diese führte zur Suche nach weiteren medizinischen Anwendungen von THC. Heute kommen psychoaktive Cannabinoide insbesondere bei der Behandlung des AIDS-wasting-Syndroms und beim Brechreiz von Tumorpatienten zur Anwendung. Auch eine Wirkung bei chronischen Schmerzen wird aktuell kontrolliert untersucht.

Die psychische Wirkung von z. B. 20 mg THC führt meist zu allgemeinem Wohlbefinden oder sogar zu Euphorie, gelegentlich auch zu Schläfrigkeit, selten zu unbegründetem Lachen, sog. Zwangslachen. Gedächtnis, zeitliche Orientierung, motorische Koordination und kognitive Fähigkeiten werden verändert und gestört. Depersonalisationserlebnisse sind möglich. Bei hohen Dosen kommt es zu Denkstörungen bis zur Zerfahrenheit, gelegentlich auch zu Halluzinationen, Wahnwahrnehmungen oder paranoiden Ideen. Bei entsprechender Veranlagung kann dies auch bei wesentlich geringeren Dosen auftreten. Entsprechend erleben schizophrene Patienten bei Cannabiskonsum überzufällig häufig eine Reaktivierung ihrer Psychose. Wie bei Halluzinogenen kann auch unter Cannabis eine vorübergehende akute Psychose (Horrortrip) und daraus seltener eine chronische Psychose entstehen, die in ihren Symptomen und im Verlauf kaum von einer schizophrenen Psychose unterschieden werden kann. Das Vorkommen von sog. »Flashbacks« (vorübergehende Rauschzustände ohne erneute vorhergehende Drogeneinnahme) wird kontrovers diskutiert.

Lang dauernder Cannabisgebrauch kann einhergehen mit dem sog. amotivationalen Syndrom. Diese Patienten wirken interessenlos, zeigen Aufmerksamkeits- und Gedächtnisstörungen, ziehen sich immer mehr zurück und verlieren ihre sozialen Bindungen. Auch die äußere Erscheinung wird vernachlässigt. Ein Absetzen des Cannabiskonsums bewirkt meist innerhalb weniger Wochen eine deutliche Besserung bis zur vollständigen Erholung, was eher für eine chronische Intoxikation spricht. Da die motorische Koordination, die Muskelkraft und der Gleichgewichtssinn schon bei geringen bis mittleren Dosen gestört sind, ist unter diesen Dosen das Führen von Fahrzeugen nicht mehr zulässig. Der Effekt wirkt über mehrere Stunden und wird durch Alkohol verstärkt. Vegetative Wirkungen sind Appetitzunahme und Mundtrockenheit, Labilität des Blutdrucks und Tachykardie. Die Haut wird trocken, die Konjunktivalgefäße sind erweitert (rote Augen).

Hochdosierter lang andauernder Cannabisgebrauch führt zur Abhängigkeit. Das beim Absetzen entstehende Entzugssyndrom ist in der Regel eher mild ausgeprägt und besteht v.a. aus Appetitminderung, Schlafstörungen, Schwitzen, Irritabilität, Dysphorie, innerer Unruhe, Angst und Diarrhoe. Das Entzugssyndrom soll ca. 10 h nach dem letzten Konsum beginnen und kann bis zu 3 Wochen andauern. Cannabis gehört zu den im Betäubungsmittelgesetz aufgeführten verbotenen Stoffen, wobei die richterliche Praxis in Deutschland darin besteht, dass der Besitz von geringen Mengen Cannabis (nach Bundesländern unterschiedlich) straflos bleibt. Die Frage einer generellen Entkriminalisierung von Konsum und Besitz wird von den verschiedenen gesellschaftlichen Gruppierungen sehr kontrovers diskutiert. Dabei spielt die Interpretation der Erfahrungen in den Niederlanden mit dem freien Verkauf von Cannabis in geringen Mengen in den sog. »Coffee-Shops« eine wesentliche Rolle.

Der aktuell vorliegende Epidemiologische Suchtsurvey von 2006 geht davon aus, dass in Deutschland nach DSM-IV (Diagnostic and Statistical Manual of Mental Disorders; Diagnostisches und Statistisches Handbuch Psychischer Störungen) insgesamt etwa 600.000 Personen zwischen 18 und 64 Jahren Cannabis entweder missbrauchen (380.000) oder von Cannabis abhängig sind (220.000). Der Vergleich zu den Zahlen von 2003 zeigt, dass die Lebenszeitprävalenz und die 12-Monats-Prävalenzraten in allen Altersgruppen (z. T. stark) rückläufig sind. Trotzdem ist Cannabis die in Deutschland am häufigsten konsumierte illegale Droge – auch im ⇒ *Beikonsum* bei Substitutionspatienten.

http://www.bag.admin.ch/themen/drogen/00042/00624/00625/00791/index.html?lang=de

Case-Management

Insbesondere langjährig Abhängige, deren Suchterkrankung mit schweren gesundheitlichen, psychischen oder sozialen Beeinträchtigungen einhergeht, ⇒ *Schwerstabhängige* bzw. »Chronisch mehrfach beeinträchtigte Abhängige (CMA)« treffen mit ihrem komplexen Hilfebedarf auf eine Vielfalt von Kostenträgern, Unterstützungssystemen, Institutionen oder auch informellen Netzwerken (z. B. Arztpraxis, Klinik, Pflegedienst, Wohnungsamt, Sozialamt, Krankenkassen und Leistungsträger der Rehabilitation, Herkunftsfamilie, Partner/-in u. a.). Deren Interventionen und Hilfestellungen zielen auf jeweils einzelne Probleme. Sie erfolgen überwiegend fragmentiert, meist ohne Abstimmung untereinander und nicht selten in kontraproduktiver Abgrenzung gegeneinander. Konkurrierende Interventionskonzepte fördern spaltende und manipulative Verhaltensweisen, die im Störungsbild der Klientel häufig besonders stark ausgeprägt sind.

Case-Management ist ein strukturiertes Verfahren zur Fallsteuerung in den ausdifferenzierten Versorgungssystemen und zur Verknüpfung der Hilfebedarfe der Patienten mit den Angeboten der Unterstützungssysteme. Durch systematisches Kooperationsmanagement werden die im Einzelfall erforderlichen Hilfen erschlossen und in einem abgestimmten Hilfeplan miteinander verbunden. Case-Management erfordert strukturiertes Vorgehen bei der individuellen Hilfeplanung. Dazu gehören: Vereinbarung über die Zusammenarbeit, Assessment, Zielvereinbarung, Hilfe- und Veränderungsplanung, Durchführung der vereinbarten Maßnahmen, Re-Assessment, Monitoring und abschließende Ergebnisbewertung. Als Instrument zur system- und einrichtungsübergreifenden Abstimmung dient die Hilfekonferenz.

Die praktischen Erfahrungen in der Suchthilfe zeigen, dass Case-Management mit Abhängigen sich nicht auf Managementfunktionen beschränken darf, sondern einen wesentlichen Teil der zu erbringenden Hilfe selbst leisten sollte. Die Case-Manager übernehmen in diesem strukturierten Betreuungsprozess insbesondere die Verantwortung für den Kontakt zum Patienten/Klienten, ggf. auch für nachgehende Hilfeangebote bei Kontaktabbruch bei Rückfällen und Krisen und die Motivationsförderung zur Inanspruchnahme der verfügbaren Hilfen.

In Deutschland wurde »Case-Management« seit Ende der 1980er Jahre im Rahmen von Bundesmodellprogrammen zur Verbesserung von Kooperationsstrukturen und zur Versorgung von CMA-Kranken für die Suchthilfe adaptiert und erforscht. Im Rahmen der bundesdeutschen Heroinstudie 2002–2006 wurde ein psychosoziales Betreuungskonzept evaluiert, das Case-Management mit der Beratungsmethode des »Motivational Interviewing« kombiniert (MOCA).

Die 2006 gegründete Deutsche Gesellschaft für Care und Case Management (DGCC) formuliert Qualitätsstandards und zertifiziert Fort- und Weiterbildungen, die diesen Standards genügen.

www.dgcc.de, http://www.heroinstudie.de/manual_case.html

Contingency-Management – verhaltenstherapeutische Verstärkerstrategien

Contingency-Management (CM) ist eine verhaltenstherapeutische Interventionsstrategie, die mit einem transparenten System von Belohnungen oder Entzug von Belohnungen auf die systematische Verstärkung von erwünschtem Verhalten zielt. CM wurde und wird vielfältig in der Suchttherapie erprobt und evaluiert – u. a. als verstärkende Strategie im Abstinenztraining und in der Rückfallprophylaxe. In der Substitutionstherapie wird CM insbesondere mit dem Ziel eingesetzt, den Beikonsum von Suchtmitteln zu beenden oder zu reduzieren.

Die gemessenen Verhaltensänderungen betrafen ausschließlich den Beikonsum von Kokain. Keine signifikanten Veränderungen und Unterschiede wurden während oder nach der Studie hinsichtlich des Beikonsums von Opiaten oder der Veränderung der psychosozialen Situation gemessen (als Indikator diente der Addiction Severity Index, ASI). Die Autoren gelangen zu dem Schluss, dass die untersuchten verhaltenstherapeutischen Interventionen möglicherweise eine begrenzte Wirkung auf eine spezifische Ausprägung des Suchtverhaltens haben und ohne weitere Wirkung auf die Gesamtsituation können.

Scherbaum beschreibt ein in der Universitätsklinik Essen erprobtes CM-Schema, das die Mitgabe von Take-home-Dosen an die Anzahl der aufeinander folgend beigebrauchsfreien Drogenscreenings koppelt.

1. Interventionsgruppe:
   - 1 beigebrauchsfreier Urin – 1 Mitgabe
   - 4 beigebrauchsfreie Urine – 2 Mitgaben
   - 8 beigebrauchsfreie Urine – 3 Mitgaben
   - 12 beigebrauchsfreie Urine – 4 Mitgaben
2. Kontrollgruppe
   - 12 beigebrauchsfreie Urine – 4 Mitgaben

Scherbaum, Substitution und Psychotherapie: http://nls-online.de/home/index2.php?option=com_docman&task=doc_view&gid=26&Itemid=69

Rawson, Richard et al.: A Comparison of Contingency Management and Cognitive-Behavioural Approaches During Methadone Maintenance Treatment for Cocaine Dependence. http://archpsyc.ama-assn.org/cgi/reprint/59/9/817?maxtoshow=&HITS=10&hits=10&

Cytochrom P 450

Um die Elimination fettlöslicher Stoffe zu beschleunigen, verwendet der Körper hauptsächlich Enzymsysteme der Leber, die diese Stoffe in hydrophilere und somit leichter ausscheidbare Substanzen umwandeln. Innerhalb der verschiedenen Phasen der Biotransformation sind Oxidationsreaktionen besonders wichtig. Hierbei kommt die größte Bedeutung den mikrosomalen Monooxygenasen zu, die die Hämoproteine Cytochrom P 450 enthalten. Es handelt sich dabei nicht um ein einzelnes Enzym, sondern um eine durch eine Supergenfamilie kodierte Gruppe von 12 Enzymen (CYP), die zwar von den Grundfunktionen gleich sind, sich aber in der Substratspezifität erheblich unterscheiden. Viele Substrate werden über mehrere CYP-Enzyme abgebaut. Derzeit sind über 200 Gene für CYP-Isoenzyme identifiziert, allein 35 beim Menschen. Da jeder Mensch eine potentiell andere Ausstattung dieser Enzyme besitzt, kommt es zu interindividuellen Unterschieden in Bezug auf Dauer und Intensität von Wirkung und Nebenwirkungen. Die Zuordnung der Substrate zu den Enzymen hat Konsequenzen für das Interaktionspotential von Arzneistoffen: Wenn zwei Arzneistoffe über dasselbe Enzym verstoffwechselt werden, besteht die Möglichkeit einer metabolischen Interaktion mit einem möglichen Verlust oder einer Verstärkung der Wirkung. Auch Nahrungsmittel können solche Interaktionen bewirken wie etwa Grapefruitsaft als Inhibitor von CYP3A4 ebenso wie beispielsweise Carbamazepin, Barbiturate oder Johanniskraut. Sie beschleunigen den Abbau dieser Substrate. Hierdurch kann es zu einer Verminderung bis hin zum Verlust der erwünschten Wirkung von Arzneimitteln kommen. So wird z. B. die empfängnisverhütende Wirkung von Kontrazeptiva durch eine Induktion von CYP3A4 eingeschränkt. Alle Substitutionsmittel unterliegen einer intensiven Verstoffwechselung in der Leber, und Wechselwirkungen von Substanzen mit dem CYP-P450-System können die Substitutionsbehandlung durch Verminderung oder Verstärkung der Substitutionsmittelwirkung stark beeinflussen.

Das Methadon-Razemat wird durch verschiedene CYP-Enzyme verstoffwechselt, wobei die einzelnen Enantiomere Levomethadon und Dextromethadon z. T. stereoselektiv abgebaut werden. Am Abbau von Levomethadon sind CYP3A4, CYP2D6 sowie CYP1A2 beteiligt, während Dextromethadon mit Hilfe von CYP3A4, CYP2B6 und CYP1A2 abgebaut wird. Ein Beispiel der häufigen Interaktion in der Substitution ist die zwischen Methadon-Razemat und dem Antidepressivum Fluvoxamin, das ein potenter Inhibitor von CYP1A2 ist. Nach therapeutischen Dosen von Fluvoxamin steigen die Plasmaspiegel beider Enantiomere von Methadon-Razemat, so dass eine Dosisverringerung des Substitutionsmittels notwendig ist, um Überdosierungen zu vermeiden. Da Methadon-Razemat als der pharmakologisch wirksame Bestandteil Levomethadon über CYP2D6 metabolisiert, ist auf mögliche

Wechselwirkungen mit anderen Substraten dieses Enzyms zu achten. Zudem gibt es Hinweise, dass der Wirkspiegel von Levomethadon durch anwesendes Dextromethadon beeinflusst wird (⇒ *Levomethadon*). Neue Laboruntersuchungen und klinische Tests deuten darauf hin, dass auch das Enzym CYP2B6 am Abbau von Methadon beteiligt sein könnte. Das Enzym CYP2B macht lediglich 1–2% der Gesamtmenge an Cytochrom-P450-Enzymen in der Leber aus. Dennoch ist es am Metabolismus von über 40 Medikamenten beteiligt und somit eines der wichtigsten Mitglieder der Gruppe der Enzyme. Bei langsamen CYP2B6-Metabolisierern ist das Risiko für kardiale Arrhythmien durch Methadon erhöht. Als Grundregel gilt: Jedes über CYPP450 metabolisierte Medikament kann den Wirkspiegel beeinflussen oder wird in seiner Wirkung beeinflusst durch die beschriebenen Wechselwirkungen. Deshalb sollte die erforderliche Dosis jeweils kritisch überprüft werden, um Über- oder Unterdosierungen zu vermeiden.

www.biologie.uni-freiburg.de

Diagnostik

In der Richtlinie des Gemeinsamen Bundesausschusses zu Untersuchungs- und Behandlungsmethoden der vertragsärztlichen Versorgung (Richtlinie Methoden vertragsärztliche Versorgung) in der Fassung vom 17. Januar 2006, veröffentlicht im Bundesanzeiger Nr. 48 (S. 1523) vom 9. März 2006, in Kraft getreten am 1. April 2006 (vormals BUB-Richtlinie), wird die Behandlung einer manifesten Opiatabhängigkeit mit dem Ziel der schrittweisen Wiederherstellung der Betäubungsmittelabstinenz als Indikation zur Substitutionstherapie gefordert. Die Opiatabhängigkeit ist gekennzeichnet durch starke psychische Abhängigkeit mit dem übermächtigen Zwang, die Drogeneinnahme fortzusetzen. Angestrebt wird entweder das Erreichen von Glücksgefühlen oder das Vermeiden von Unbehagen. Die körperliche Abhängigkeit, die an Stärke parallel zur Dosissteigerung zunimmt, zeigt sich in einer ausgeprägten Toleranz der Droge gegenüber, so dass eine erhöhte Zufuhr zu beobachten ist. Der Entzug der Droge oder das Verabreichen eines spezifischen Antagonisten führt schnell zu einem deutlichen, charakteristischen selbstbegrenzenden Abstinenzsyndrom. Opiatabhängige Patienten im Stadium der chronischen Intoxikation zeigen eine Tonuserhöhung des Parasympathikus mit Blutdruckabfall, Bradykardie, Schlafstörungen, ständiger Müdigkeit und Miosis. Im weiteren Verlauf kommt es zur Gewichtsabnahme bis zur Kachexie, Obstipation, Impotenz, Frösteln, gelblichem Hautkolorit, Haarausfall, Tremor, Ataxie und verwaschener Sprache. Stimmungsschwankungen, Leistungsabfall mit Antriebs- und Initiativelosigkeit, Verwahrlosungserscheinungen und allgemeines Krankheitsgefühl dürfen der Untersuchung nicht entgehen. In Phasen der mangelnden Drogenwirkung kommt es zu Tachykardie, Kreislaufdekompensation, Polyurie, Schweißausbrüchen, Spasmen, Diarrhoen, Übelkeit, Erbrechen, Angst und Schlaflosigkeit. Die körperliche Untersuchung des Patienten kann typische Merkmale eines vorangegangenen Konsums, wie etwa Einstichstellen und Abszesse zeigen. Infektionserkrankungen (⇒ *HIV/AIDS*, ⇒ *Hepatitis*) müssen bedacht werden. Insgesamt bietet der unter überwiegend unhygienischen Verhältnissen erfolgende Konsum von Drogen jede medizinische Komplikation. Die Betrachtung insbesondere der sich rasch verbreitenden Infektionen überschattet die Alltäglichkeit etwa von kardialen Erkrankungen (Kardiomyopathien, Endokarditiden), ruinösen Gebissen, peripheren Durchblutungs- und Lymphstörungen (»puffy hands«) oder chirurgischen Interventionen nach Traumata. Zusätzlich vorhandene psychiatrische Erkrankungen werden oft durch die Symptome des akuten Drogenkonsums überdeckt und treten erst später deutlicher hervor. Zum Stadium der stabilen Abstinenz oder Substitution gehört auch eine psychiatrische Diagnostik, da mehr als die Hälfte der Opiatabhängigen an schweren Persönlichkeitsstörungen oder anderen psychischen Erkrankungen leidet (⇒ *psychiatrische Komorbidität*).

www.euromethwork.org

Dispensierrecht

Der Begriff »Dispensieren« bedeutet ursprünglich die Abteilung einer Einzelmenge aus einem größeren Vorrat in der ⇒ *Apotheke* nach Verordnung durch einen Arzt.

Sind Patienten stabiler und müssen nicht mehr täglich in die Praxis kommen, bekommen sie eine Mitgabe – das Take-home – allerdings nur aus einer Apotheke: Das Dispensierrecht (§ 43 Abs. 3 AMG) schränkt die Mitgabe von Arzneimitteln aus der Arztpraxis an Patienten ein.

Nach dem sog. »Edikt von Salerno« sind die Tätigkeitsgebiete von Apothekern und Humanmedizinern getrennt. Es wurde durch den Stauferkaiser Friedrich II. im Jahr 1231 veröffentlicht und regelt erstmals gesetzlich die

Trennung der Berufe von Arzt und Apotheker. Aufgrund dieser anhaltend bestehenden ausschließlichen Berechtigung der Apotheker, Medikamente abzugeben, wurden wiederholt staatsanwaltschaftliche Ermittlungen gegen substituierende Ärzte, die sog. »Mitgaben« von Substitutionsmedikamenten aus der Praxis tätigten, eingeleitet und auch zur Bestrafung gebracht. So ist auch in der Substitutionstherapie die Praxis der sog. »Mitgabe« von Methadon/Levomethadon oder Buprenorphin aus der Praxis nicht erlaubt! Bei Verstoß drohen Geldstrafen oder Gefängnis bis zu drei Jahren.

http://www.bfarm.de/cln_028/nn_1306820/DE/Bundesopiumstelle/BtM/faq/faqbtm__node.html__nnn=true

Dokumentation: Medizinische Aspekte

Die Dokumentation der Behandlung eines Substitutionspatienten ist sowohl aus forensischen als auch aus betäubungsmittelrechtlichen Gründen sehr wichtig. Verlauf und Besonderheiten der Therapie sollten jederzeit in schriftlicher Form vorgelegt werden können. In den ⇒ *Richtlinien des Gemeinsamen Bundesausschusses* zu Untersuchungs- und Behandlungsmethoden werden in einem umfassenden Therapiekonzept eine ausführliche Anamnese (insbesondere Suchtanamnese) mit Erhebung relevanter Vorbefunde, insbesondere über bereits erfolgte Suchttherapien, sowie über parallel laufende Mitbehandlungen bei anderen Therapeuten, eine körperliche Untersuchung (einschließlich Urinanalyse) zur Sicherung der Diagnose der manifesten Opiatabhängigkeit und zur Diagnostik des Beigebrauchs, die Abklärung ggf. vorliegender Suchtbegleit- und Suchtfolgeerkrankungen, eine sorgfältige Abwägung, ob für den individuellen Patienten eine drogenfreie oder eine substitutionsgestützte Behandlung angezeigt ist, die Ermittlung des Hilfebedarfs im Rahmen der psychosozialen Betreuung durch eine psychosoziale Drogenberatungsstelle, die Erstellung eines individuellen Therapieplans, der die zeitliche und qualitative Festlegung der Therapieziele enthält, die Auswahl und die Dosierung des Substitutionsmittels, ein Dosierungsschema, das ggf. auch die Art der Reduktion und den Zeitraum des allmählichen Absetzens des Substitutionsmittels festlegt, sowie die im Einzelfall erforderlichen psychosozialen Betreuungsmaßnahmen und/oder ggf. psychiatrische und psychotherapeutische Behandlungsmaßnahmen, Verlaufs- und Ergebniskontrollen einschließlich unangekündigter Beigebrauchskontrollen sowie der Abschluss einer Behandlungsvereinbarung mit dem Patienten gefordert. Die Dokumentation von Indikation, Diagnose und Therapieziel sowie die schriftliche Niederlegung über Häufigkeit und Ergebnisse von ⇒ *Drogenscreening* und Beigebrauchskontrollen sind ebenso aufzuführen, wie der jeweilige Gesundheitszustand und welche medizinische Situation bei Beendigung der Substitution besteht. Überlegungen, die zur ⇒ *Take-home-Verordnung* führen, sind sorgfältig zu dokumentieren. Alle Befunde und Maßnahmen im Rahmen der substitutionsgestützten Behandlung sind zu dokumentieren und zum Zweck der Auswertung der Qualitätssicherungsmaßnahmen auf Verlangen der zuständigen Landesärztekammer und/oder der zuständigen Kassenärztlichen Vereinigung in anonymisierter Form zur Verfügung zu stellen.

www.aekno.de

Dokumentation: Suchtbehandlung und psychosozialer Status

Zu den Qualitätsstandards in der Suchtbehandlung und für die psychosozialen Maßnahmen im Rahmen der Substitutionsbehandlung gehört die Dokumentation anamnestischer und diagnostischer Befunde sowie von Leistungen und Daten, die Aufschluss über Ziele, Maßnahmen und Ergebnisse der Behandlung geben können. Über die einzelfallbezogene Behandlungsdokumentation hinaus sind diese Daten relevant für statistische Beschreibungen und Auswertungen, mit denen z. B. Charakteristika der erreichten Klientel, Entwicklungen bezüglich des Hilfebedarfs und für die Qualitätsentwicklung relevante Indikatoren dargestellt werden können.

Als Voraussetzung für Vergleiche und einrichtungsübergreifende Auswertungen sollten dabei die Dokumentationsstandards berücksichtigt werden, die seit den siebziger Jahren in den Fachverbänden der ambulanten und stationären Suchthilfe entwickelt und zuletzt als »Deutscher Kerndatensatz« für eine nationale Suchthilfestatistik vereinheitlicht wurden. Mit dem »Kerndatensatz« werden zentrale Charakteristika der behandelnden und betreuenden Einrichtungen, ihrer Mitarbeiterstruktur, der Klientel, der Maßnahmen und Ergebnisse einheitlich beschrieben. Gleichzeitig werden auf dieser Basis auch die für die Statistik der Europäischen Beobachtungsstelle für Drogen und Drogensucht (EBDD) erforderlichen Daten ermittelt.

Die in der Suchthilfe verwendeten EDV-gestützten Dokumentationssysteme bedienen durchgängig den »Deutschen Kerndatensatz«. Sie unterscheiden sich jedoch wesentlich in softwaretechnischen Funktionalitäten sowie in ihren erweiterten Dokumentationsinhalten. Die derzeit am weitesten verbreiteten Dokumentationssysteme sind das von Institut für Therapieforschung in München betreute EBIS (Einrichtungsbezogenes Dokumentationssystem) sowie PATFAK (ein Software-Programm zur Dokumentation und Fakturierung vor allem in der stationären Suchthilfe) und »Horizont« (eine Dokumentationssoftware, in der elektronische Aktenführung und standardisierte Dokumentation verknüpft werden).

Einen internationalen Standard zur Beschreibung der Problembelastung und des Hilfebedarfs bietet der Addiction Severity Index (ASI). Katamnesestandards zur Erfassung und Bewertung von Behandlungsergebnissen werden von der Deutschen Gesellschaft für Suchtforschung und Suchttherapie (DG Sucht) entwickelt und veröffentlicht.

Als spezifisches Instrument zur psychosozialen Diagnostik wurde vom Institut für Therapieforschung und dem deutschen Caritasverband das Prozess- und psychosoziale ressourcenorientierte Diagnostik (PREDI) entwickelt.

In Kürze wird eine neue Dokumentations-Software namens ProSub in den Handel kommen, die jeder substituierenden Praxis – unabhängig von Praxisgröße – und Ausstattung – eine umfassende, leicht überschaubare und einfach zu bedienende Therapie- und Behandlungsdokumentation ermöglicht. ProSub steuert alle wichtigen medizinisch-therapeutischen sowie formal rechtlichen Prozesse der Substitutionstherapie, wobei softwareseitig drei Dokumentationsstandards u. a. Deutscher Kerndatensatz und nach ASTO-Handbuch zur Verfügung stehen und damit ein individuelles, praxis- und bedarfsgerechtes Praxismanagement zulässt.

Dosier- und Dokumentationssysteme

In Schwerpunktpraxen und Substitutionsambulanzen mit größeren Patientenzahlen kann der Einsatz von EDV-gestützten Dosiersystemen von Vorteil sein. Die Systeme ersparen die Bestellung und Lieferung der Einzeldosen durch die Apotheke; sie erlauben eine flexible und situationsgerechte (Nach-)Steuerung und Korrektur von Dosismengen. Die automatische BTM-gerechte Dokumentation erspart Zeitaufwand und gewährt rechtliche Sicherheit.

Der Einsatz eines Dosier- und Dokumentationssystems stellt besondere Anforderungen an die Dokumentation durch die Arztpraxis: Der Verbleib und Bestand des Substitutionsmittels ist lückenlos zu dokumentieren (§ 1 Abs. 3 BtMVV). Bei der Vergabe aus dem Praxisbedarf ist die jeweils vergebene Dosis patientenbezogen zu dokumentieren und mit dem Bestand abzugleichen. »Im Falle des Überlassens eines Substitutionsmittels zum unmittelbaren Verbrauch sind Verbleib und Bestand patientenbezogen nachzuweisen« (§ 13 BtMVV). Nicht zulässig ist die Mitgabe der ⇒ *Take-home-Dosis* aus dem Praxisbedarf (⇒ *Dispensierrecht*).

Zum Ende jeden Kalendermonats muss die Dokumentation der Zugänge, Abgänge und des Bestandes sowie die Übereinstimmung des Bestandes mit den geführten Nachweisen geprüft werden. Der Arzt muss Änderungen im Bestand mit Namenszeichen und Datumsangabe bestätigen. Sofern EDV zur Dokumentation eingesetzt wird, muss die Prüfung auf der Grundlage von Ausdrucken erfolgen (§ 13 BtMVV). Maßgeblicher Nachweis im Sinne der vorgeschriebenen BtM-Dokumentation ist also der mit Unterschrift des Arztes bestätigte Papierausdruck.

Die auf dem Markt verfügbaren EDV-gestützten Dosiersysteme verbinden die Dosierung des Substitutionsmittels mit der BtMVV-gerechten Dokumentation der Einzeldosierungen und gleichen diese mit dem Bestand ab. Darüber hinaus sollten sie über Routinen zur Prozessteuerung die Umsetzung der betäubungsmittelrechtlichen Vorschriften vorstrukturieren, die Definition von patientenbezogenen Schemata zur Ein- oder Abdosierung sowie weitere patientenbezogene Memos, Anweisungen und Dokumentationen ermöglichen und die zur Abrechnung erforderliche Vergabedokumentation in geeigneter Weise aufbereiten.

Im Rahmen der Qualitätssicherung sollten unter anderen die patientenbezogene Dokumentation von Beigebrauch, die Darstellung von Verläufen sowie Auswertungen möglich sein. Es können alle Substitutionsmittel dokumentiert werden.

Als erweiterte Funktionalitäten bieten die Dosiersysteme in der Regel die Möglichkeit, die Vergabedaten über eine EDV-Schnittstelle an die Praxis- und Abrechnungssoftware zu übergeben.

Medikamentendosiersysteme müssen den Vorgaben des Medizinproduktegesetzes genügen. Der Hersteller sollte als Medizinproduktehersteller nach ISO 9001:2000 zertifiziert sein.

Drogenabhängige

Mit der Drogenabhängigkeit werden Vorstellungen körperlicher, psychischer und sozialer Verelendung assoziiert. Das öffentliche Erscheinungsbild der Heroinkonsumenten, das vor allem von der »Straßenszene« und Büchern/Filmen wie »Christiane F« geprägt ist, fördert solche Gleichsetzungen des Drogenmittels als unmittelbare Ursache des Drogenelends. Ein genauerer Blick zeigt jedoch, dass die psychische Verfassung einerseits und die Illegalität des Stoffes (d.h. unbekannter Reinheitsgehalt, Beimengungen mit z.T. toxischen Streckmitteln) sowie die damit einhergehenden sozialen Ausgrenzungsprozesse andererseits die wesentlichen Bedingungen solcher Verelendungsprozesse sind. Dies führt zu unterschiedlichen Lebenssituationen und Verschränkungen von Einflüssen, so dass weder von dem Heroinkonsumenten noch von dem Substitutionspatienten gesprochen werden kann. Die aus der Zeit der ⇒ *Drogenkarriere* mitgebrachten Bedingungen wirken auch während der Substitution fort und beeinflussen in erheblichem Maße die Chance der Stabilisierung und Verbesserung der Lebenssituation und die Geschwindigkeit, mit der Fortschritte erwartet werden dürfen. Eine genaue Kenntnis der Lebenssituation der Substitutionspatienten vor Beginn der Therapie ist daher wichtig.

Typischerweise kommt es aufgrund des permanenten Stresses in der ⇒ *Beschaffungskriminalität* und der ständigen Gefahr polizeilicher Auffälligkeit bei vielen Opiatabhängigen zu einer systematischen Vernachlässigung der gesundheitlichen Belange mit der Folge viraler und bakterieller Erkrankungen, Mangel-/Unterernährung und schlechter Körperhygiene. Die meisten Substitutionspatienten weisen daher zu Beginn einen schlechten körperlichen Allgemeinzustand auf, haben Abszesse, einen schlechten Venenstatus und erhebliche Zahnprobleme. Weit verbreitet sind auch (chronische) Infektionen, insbesondere ⇒ *Hepatitis B und C*. Unter den Bedingungen der Substitution verbessert sich der gesundheitliche Zustand relativ schnell. An ⇒ *AIDS* oder Hepatitiden Erkrankte können angemessen behandelt werden.

Auch die allgemeine psychische Situation ist zu Beginn der Therapie meistens schlecht und die Mehrzahl der Patienten leidet regelmäßig unter depressiven Verstimmungen und Angstzuständen, Gewalterfahrungen, sexueller Missbrauch und andere Traumata sind vor allem bei Frauen, aber auch bei Männern weit verbreitet. Ebenso besteht eine hohe Suizidgefährdung. Viele haben Situationen der Überdosierung erlebt, etwa jeder Zweite hat während der Drogenkarriere und ein nicht unerheblicher Teil bereits vor Beginn der Drogenkarriere Suizidversuche unternommen. Sind die psychischen Belastungen vor allem die Folge der deprimierenden Situation während der Drogenkarriere, so tritt während der Substitution relativ bald eine deutliche Besserung ein. Sind die psychischen Beeinträchtigungen weniger situativ bedingt, so bilden sie während der Substitution einen fortwährenden, die Fortschritte verzögernden Einflussfaktor, der besondere Aufmerksamkeit erfordert.

Die soziale Situation von Opiatabhängigen vor Beginn der Substitutionstherapie ist von einer hohen sozialen Ausgrenzung und Deklassierung geprägt. Sie bewegen sich fast ausschließlich in einem stark von anderen Drogenabhängigen geprägten sozialen Umfeld, in dem sie ihre Freunde und Partner finden. Typischerweise ist ferner das schulische und berufliche Ausbildungsniveau gering, und die Zeiten mit regelmäßiger Arbeitserfahrung bestehen oft nicht oder sind kurz geblieben. Dagegen nimmt die Geldbeschaffung aus illegalen Quellen (⇒ *Beschaffungskriminalität*) einen hohen Stellenwert ein. Dies betrifft insbesondere Dealen, Diebstahl und Einbrüche bei den Männern und Prostitution und Dealen überwiegend bei den Frauen. Dementsprechend sind die meisten gerichtlich bereits verurteilt worden, und die Mehrzahl hat z. T. erhebliche Hafterfahrungen. Kumulieren solche negativen Bedingungen und Vorerfahrungen, bildet dies erhebliche Hürden für die soziale Rehabilitation. Noch gravierender ist jedoch, wenn die Opiatabhängigen im Verlauf ihrer oft sehr langen Drogenkarriere die volle Erwerbsfähigkeit eingebüßt haben. Dann wird insbesondere die berufliche Rehabilitation unter den gegebenen Bedingungen sehr schwierig. Die hier erreichbaren Erfolge müssen daher immer vor dem Hintergrund der gegebenen Möglichkeiten und vorhandenen Ressourcen beurteilt werden.

Viele Opiatabhängige haben vor Beginn der Substitutionstherapie freiwillige Selbstentzüge durchgeführt, freiwillige Clean-Phasen eingelegt und Abstinenztherapien (⇒ *Abstinenz*) begonnen, aber oft abgebrochen. Vor diesem Hintergrund betrachten die meisten die Substitutionstherapie als »letzten Ausweg«, um der gesundheitlichen Verelendung entgehen und eine soziale Rehabilitation erreichen zu können.

www.archido.de

Drogenabhängigkeit

Unter Drogenabhängigkeit versteht man die Abhängigkeit im medizinischen Sinne von illegalen Drogen. Es handelt sich dabei um die Opioide, Cannabinoide, ⇒ *Kokain*, Amphetamine, Halluzinogene und ihre Kombination in der ⇒ *Polytoxikomanie*. Die weiteren, von der Weltgesundheitsorganisation definierten Abhängigkeitstypen (⇒ *Alkohol*, Sedativa oder Hypnotika, ⇒ *Nikotin* und flüchtige Lösungsmittel) werden nicht dazu gezählt. Der Konsum der heute als illegale Drogen definierten Substanzen war früher in den traditionellen Gesellschaften meistens in rituelle Handlungen integriert, wies weniger riskante Konsummuster und -formen auf und führte damit nicht zu gesundheitlichen oder sozialen Problemen. Erst ab Mitte des 19. Jahrhunderts, als es möglich wurde, diese Stoffe in hochkonzentrierter Form herzustellen, und als gleichzeitig auch die Einbettung in rituelle Handlungen verschwunden war, kam es zu den heute bekannten, weit verbreiteten Drogenproblemen. Das Syndrom der Drogenabhängigkeit ist einerseits definiert durch die psychische Abhängigkeit im Sinne eines unbezwingbaren Verlangens nach der Droge und andererseits durch die körperliche Abhängigkeit, charakterisiert durch Toleranzentwicklung und körperliche Entzugssymptome. In neuen Diagnose-/Klassifikationssystemen wie dem ICD-10 wird die Abhängigkeit operational definiert. Für die Diagnose ist das Vorliegen von mindestens 3 von 8 Symptomen oder Verhaltensweisen notwendig:

1. Starker Wunsch oder Zwang, die Substanz zu konsumieren
2. Verminderte Kontrollfähigkeit bezüglich des Konsums (Kontrollverlust)
3. Substanzgebrauch, um Entzugssymptome zu mildern
4. Körperliches Entzugssyndrom
5. Nachweis einer Toleranz
6. Eingeengtes Verhaltensmuster beim Konsum
7. Fortschreiten der Vernachlässigung anderer Vergnügen oder Interessen
8. Anhaltender Konsum trotz Nachweises eindeutig schädlicher Folgen.

Davon abgetrennt ist der Missbrauch oder schädliche Gebrauch, der definitorisch auf eine tatsächliche Schädigung psychischer oder körperlicher Art beschränkt ist. Ein typisches Beispiel dafür ist die chronische Bronchitis bei häufigem Zigarettenrauchen.

Aktuelle epidemiologische Studien weisen einen leichten Rückgang beim Konsum von Opiaten auf, dieser liegt bei 1,4% (Lebenszeitprälenz) und bei einer aktuellen Prävalenz von 0,4%. Obwohl es einen leichten Anstieg in der Lebenszeitprävalenz des Konsums illegaler Drogen zwischen 2001 und 2004 gibt (von 27 auf 32%) hat sich der Konsum illegaler Drogen in den letzten 12 Monaten bei Jugendlichen/jungen Erwachsenen (12–25 Jahre) zwischen 2001 und 2004 nicht verändert (13%). Der gegenwärtige Konsum lag bei 5%, der regelmäßige Konsum bei 3%. Auch das Alter bei der ersten Drogenerfahrung ist stabil (ca. 17 Jahre). Der Konsum von ⇒ *Cannabis* macht dabei den größten Anteil aus, wobei dieser ein Übergangsphänomen in der Adoleszenz darstellt.

Die Komplikationen einer Abhängigkeit von illegalen Drogen, v. a. Opioide, Kokain/Crack, oftmals in Verbindung mit Medikamenten und Alkohol betreffen einerseits die Induktion oder Verstärkung sozialer Problemlagen, den Erwerb verschiedener Infektionskrankheiten (HIV, HCV, HBV) und eine oft entwickelte ⇒ *psychiatrische Komorbidität.* Andererseits konsumieren viele dieser Patienten mehrere Substanzen gleichzeitig (⇒ *Polytoxikomanie*), wobei am Anfang oft ein Mangelangebot mit vorübergehendem Wechsel auf eine andere Substanz steht oder ein Überangebot mit unkritischem Mehrfachgebrauch.

Drogenhilfe

Seit Anfang der achtziger Jahre wurde auf der Grundlage von Aktionsprogrammen des Bundes zur Bekämpfung des Drogen- und Rauschmittelmissbrauchs sowie der Sucht- und Drogenprogramme der Bundesländer eine differenzierte Infrastruktur zur Sucht- und Drogenhilfe ausgebaut. Die Strukturen und Qualitätsstandards des heutigen Suchthilfesystems basieren weitgehend auf dem Rahmenkonzept zur Reform der ambulanten und stationären Versorgung von Suchtkranken, das 1988 von der Expertenkommission der Bundesregierung zur Reform der Versorgung im psychiatrischen und psychotherapeutisch/psychosomatischen Bereich (Psychiatrie-Enquête) formuliert wurde. Zu den Qualitätsanforderungen an die moderne Drogenhilfe gehört eine patientennahe und flexible Hilfeplanung sowie eine hohe Durchlässigkeit des Hilfesystems durch die regionale Vernetzung der Versorgungsstruktur in einem Suchthilfe- und Therapieverbund oder im trägerübergreifenden Kooperationsverbund von Einrichtungen der Suchthilfe und der Gesundheitswesens.

Suchtbegleitende Versorgungsstruktur und »harm-reduction«

Abhängig von der Ausprägung und den Erscheinungsformen lokaler Drogenszenen wurden seit Mitte der achtziger Jahre vielfältige Formen aufsuchender Drogenhilfe (Streetwork) und suchtbegleitender Hilfen entwickelt. Beispiele dafür sind »Kontaktläden« und »Krisenzentren«, in denen lebenspraktische, soziale und medizinische Gesundheitsvorsorge und Basisversorgung sowie Maßnahmen zur Notfall- und Krisenintervention unter Akzeptanz eines weiterhin bestehenden Drogenkonsums bereitgestellt werden. Dazu gehören u. a. Tagesaufenthalt, Verpflegung, Hygiene, Kleiderkammern, Übernachtungsmöglichkeiten, betreutes Wohnen für obdachlose Abhängige und darüber hinaus Maßnahmen zur HIV- und Hepatitisprophylaxe wie z. B. Spritzentausch und Ausgabe von Kondomen. In einigen Städten wurden medizinische Ambulanzen in diese Versorgungsstruktur integriert, die zum Teil auch niedrigschwellig konzipierte Substitutionsangebote vorhalten. Diese institutionelle Verschränkung von medizinischen und lebenspraktischen Hilfeangeboten zeigen hohe Wirksamkeit bei der Erreichung und Anbindung der Gruppe der »Schwerstabhängigen«. Einige Städte mit ausgeprägten Drogenszenen haben seit Mitte der neunziger Jahre Konsumräume eingerichtet, in denen der Konsum von illegalen Drogen unter hygienischen Bedingungen und unter der Aufsicht von Fachpersonal für Abhängige ermöglicht wird. Eine juristische Regelung für diese Erweiterung der suchtbegleitenden Hilfestruktur erfolgte mit der Novellierung des Betäubungsmittelgesetzes (⇒ *BtMG*) im Jahr 2000.

Drogenberatung und ambulante Behandlungseinrichtungen

Das Aufgabenspektrum und die Tätigkeitsschwerpunkte von Drogenberatungsstellen sind stark abhängig von regionalen Gegebenheiten und Anforderungen. Zum Kern ihrer Aufgaben gehören die Information und Beratung, die Betreuung und Behandlung (⇒ *Abstinenztherapie*) von Abhängigen und Angehörigen, die Vermittlung in stationäre Entgiftung und Entwöhnung und die dazu erforderliche Klärung der Kostenübernahme, die Nachsorge sowie die psychosoziale Betreuung von Substituierten. In der Regel sind Drogenberatungsstellen auch Träger und Ansprechpartner für Sucht- und Drogenprävention und arbeiten in der Primär- und Sekundärprävention mit Jugendhilfe-Einrichtungen, Schulen und Ausbildungsbetrieben zusammen.

Im Zuge der Entwicklung einer Infrastruktur für Substitutionsbehandlungen wurden vielfältige Kooperationsmodelle zwischen Drogenberatungsstellen und Einrichtungen des Gesundheitswesens etabliert, die von der Durchführung der Substitution durch niedergelassene Ärzte in Drogenberatungsstellen bis zum Kooperationsverbund von Drogenberatung und psychiatrischen Kliniken reichen (⇒ *Kooperationsmodelle*).

Qualifizierte Entgiftung

Der Forderung der Psychiatrie-Enquête, dass stationäre Entgiftungsbehandlungen nur noch in Einrichtungen durchgeführt werden, die ein auf die Grundkrankheit »Abhängigkeit« ausgerichtetes Behandlungsangebot vorhalten, ist zwar noch nicht durchgängig gemeindenah umgesetzt, jedoch wird die Entgiftung in spezialisierten und suchttherapeutisch qualifizierten Entgiftungsstationen als fachlicher Standard betrachtet. Der qualifizierte Drogenentzug wird über die körperliche Entgiftung hinausgehend als Chance zur Orientierung und Motivierung für weitergehende Schritte in der Behandlung der Abhängigkeit gestaltet. Entsprechend gelten früher übliche Forderungen nach einer bereits vor dem Entzug gesicherten Anschlussbehandlung oder gar der Entgiftung vorausgehende Motivationsprüfungen als kontraindiziert. Übergangseinrichtungen und an die stationäre Entgiftung angegliederte Motivationsstationen sollen eine kurzfristige stationäre Aufnahme von Drogenabhängigen ohne bürokratische Hindernisse und ohne Wartenzeiten oder eine Überbrückung von Wartezeiten zwischen der stationären Entgiftung und der stationären Entwöhnungsbehandlung ermöglichen. Nach Abschluss der Entgiftung bieten sie einen suchtmittelfreien und betreuten stationären Rahmen für eine mehrwöchige bis mehrmonatige Orientierungsphase zur Klärung und Vorbereitung weiterer Behandlungsperspektiven.

Stationäre Entwöhnung und Rehabilitation

Das System der stationären Entwöhnung und Rehabilitation ist bundesweit sehr gut ausgebaut und wird mit differenzierten und zielgruppenspezifischen Angeboten (u. a. für minderjährige Abhängige, Patienten mit Doppeldiagnose, drogenabhängige Eltern mit ihren Kindern, abhängige Frauen) den Anforderungen an eine qualifizierte Versorgungsstruktur weitgehend gerecht. Seit 2001 ist auf Grundlage der neu gefassten »Vereinbarung Abhängigkeitserkrankungen« auch eine übergangsweise substitutionsgestützte stationäre Rehabilitation und ambulante Rehabilitation in dafür anerkannten Einrichtungen möglich. In der Regel ist bundesweit eine Aufnahme zur stationären medizinischen Rehabilitation (Entwöhnung) kurzfristig möglich, sofern nicht Verzögerungen durch Bearbeitungszeiten bei der Kostenbewilligung entgegenstehen. Wartezeiten bestehen allerdings häufig bei spezialisierten Einrichtungen (z. B. bei Behandlungsplätzen für drogenabhängige Eltern mit Kindern oder für Patienten mit Doppeldiagnose).

Adaptionsphase, Nachsorge und Infrastruktur für Betreutes Wohnen sowie schulische und berufliche Rehabilitation

Entscheidend für die Stabilisierung der Abstinenz und für die soziale und berufliche Eingliederung nach der stationären Entwöhnungsbehandlung ist eine qualifizierte Nachsorge. In der Adaptionsphase, d. h. der etwa dreimonatigen Abschlussphase der stationären Entwöhnung, wird die Rehabilitation auf die Entwicklung und Erprobung von jeweils individuellen sozialen und beruflichen Anschlussperspektiven fokussiert. In der Regel arbeiten Therapieeinrichtungen und Fachkliniken nicht isoliert, sondern bilden ein Verbundsystem mit Einrichtungen des betreuten Wohnens und mit Beratungsstellen, die die therapeutische Nachsorge und die notwendigen sozialen Hilfestellungen bereitstellen und koordinieren. Sie werden ergänzt durch z. T. zielgruppenspezifische Angebote zur schulischen oder beruflichen Eingliederung.

Bei der Entwicklung eines drogenfreien sozialen Beziehungs- und Unterstützungsnetzwerkes und als Auffangstruktur bei Rückfallkrisen können ⇒ *Selbsthilfegruppen* von außerordentlicher Bedeutung sein. Häufig werden sie bereits während der stationären Entwöhnungsbehandlung in den Rehabilitationsprozess einbezogen.

Drogenkarriere

In schlechter Analogie zum Karrierebegriff im Rahmen der Berufssoziologie ist mit der Drogenkarriere die Annahme einer Sequenz steigender Drogengebrauchsmuster verbunden, die auf alle anderen Lebensbereiche und die Persönlichkeit ausstrahlt, so dass es zu einem Prozess gesundheitlicher, psychischer und sozialer Verelendung kommt. Damit verbunden wird oft die Vorstellung eines Verlaufs von einer Einstiegsdroge zu einer körperlich abhängig machenden Droge (⇒ *Heroin*) mit entsprechenden Dosissteigerungen und verfestigtem Gebrauch. Das damit verbundene Abgleiten in einen drogenbezogenen Lebenskontext führt zum Abbruch familiärer und sozialer Beziehungen und beruflicher Ausbildung. Hinzu tritt typischerweise eine ⇒ *Beschaffungskriminalität*, die zu Verurteilungen und Haftstrafen führt, wodurch sich die gesellschaftliche Stigmatisierung und Ausgrenzung verfestigt.

Strittig ist, inwieweit ein solcher Prozess als zwangsläufig angesehen werden kann. So kann z. B. der Einstieg über ⇒ *Cannabis* als Verursachungsfaktor einer Drogenkarriere nicht mehr als zutreffend angesehen werden. Hingegen stellen frühe polyvalente Gebrauchsmuster unterschiedlicher Drogen ein erhebliches Gefährdungspotential dar. Ebenso haben, insbesondere bei Opiatabhängigen, die sozialen und kriminalisierenden Bedingungen des Drogengebrauchs einen erheblichen Anteil an den Verelendungsprozessen. In diesem Zusammenhang wird auch über Formen der Entkriminalisierung von Heroinabhängigen diskutiert.

Drogenpolitik

Eine »Drogenpolitik« bildete sich erst zum Ende der 60er Jahre heraus, als der Konsum illegaler Substanzen im Zusammenhang mit der Studentenbewegung zu einem gesellschaftspolitischen Problem erklärt wurde. Das zu Beginn der 70er Jahre verabschiedete Betäubungsmittelgesetz (⇒ *BtMG*) war die unmittelbare Reaktion auf den sich ausbreitenden Gebrauch von »Rauschgift« unter Jugendlichen. Das damals beschlossene BtMG enthält die bis heute geltenden strafrechtlichen Grundlagen der bundesdeutschen Drogenpolitik, die zudem auf den Säulen Prävention und Therapie beruht. Das Ziel war dabei die Abstinenz von allen Drogen, die bei der Allgemeinbevölkerung mit der »Generalprävention durch Strafandrohung« erreicht und bei schon abhängig gewordenen Personen mit der stationären Langzeittherapie wiederhergestellt werden sollte. Die drogenfreie Gesellschaft war das Leitbild und das Abstinenzparadigma der Grundsatz der Hilfe.

Bis in die 80er Jahre hinein bestand über diese Mittel und Ziele der Drogenpolitik unter den gesellschaftlich relevanten Gruppen und den politischen Parteien ein großer Konsens. Erst im Zusammenhang mit der ⇒ *AIDS*-Problematik, der begrenzten Reichweite des abstinenzorientierten Therapiesystems und den ständig steigenden Zahlen von Drogenkonsumenten und Drogentoten bei gleichzeitig wachsender Beschaffungskriminalität wurde die herrschende Drogenpolitik zunehmend in Frage gestellt. Seit der zweiten Hälfte der 80er Jahre ist ein drogenpolitisches Umdenken in Gesellschaft und Politik zu verzeichnen, vor allem was die Pluralisierung des Hilfeangebots betrifft: ⇒ *Methadonsubstitution*, niedrigschwellige Einrichtungen und Safer-use-Maßnahmen (z. B. Spritzentausch) konnten sich seitdem langsam durchsetzen. Weitergehende Hilfeangebote wie die heroingestützte Behandlung (als Modellversuch) oder die Errichtung von Gesundheitsräumen wurden auf den Weg gebracht.

Dieser Wandel in der Drogenhilfepolitik kam »von unten«: Engagierte Ärzte, Therapeuten und Drogenberater haben hier eine Vorreiterrolle übernommen, um neue Elemente in der Drogenarbeit einzuführen. Häufig wurden dabei juristische Grauzonen und berufspolitische Handlungsspielräume strapaziert und entsprechende Gerichtsverfahren und Sanktionen in Kauf genommen. Auf der politischen Ebene wurde die Reform der Drogenhilfe insbesondere von einzelnen Landesregierungen vorangetrieben. An erster Stelle seien die Länder Hamburg und Hessen genannt, die durch zahlreiche Reforminitiativen im Drogenbereich bundesweite Kontroversen auslösten.

Während im Hilfebereich ein deutlicher Politikwandel zu verzeichnen ist, trifft dies für das Strafrecht nicht zu: Bis auf eine Ausweitung des Opportunitätsprinzips im ⇒ *BtMG* (»geringfügige Menge«) hat sich die Kriminalisierung und Strafverfolgung von Drogenbesitz und -handel in den letzten 30 Jahren nicht grundlegend geändert – und zwar unabhängig von der parteipolitischen Zusammensetzung der Bundesregierung. Politische Initiativen, die auf eine Entkriminalisierung abzielten wie z. B. das Cannabisprojekt des Landes Schleswig-Holstein, scheiterten bisher am Bund. Die föderative Struktur der Bundesrepublik Deutschland hat es ermöglicht, dass in der Drogenpolitik in Ansätzen Reformen verwirklicht werden konnten. Diese Erneuerungspolitik stößt aber dort an Grenzen, wo bundesrechtliche Regelungen – insbesondere das BtMG – eindeutig tangiert werden.

Heroingestützte Behandlung/Diamorphingestützte Substitutionsbehandlung

Mit dem Gesetz zur diamorphingestützten Substitutionsbehandlung vom 15.07.2009 wurden nach langen politischen Auseinandersetzungen die rechtlichen Voraussetzungen für die Überführung der diamorphingestützten Behandlung in die Regelversorgung geschaffen. Vorausgegangen war eine von 2002 bis 2006 in sieben deutschen Städten durchgeführte Therapiestudie zur Evaluation der Effekte der Heroinbehandlung. Die Studie erfolgte als klinische kontrollierte Vergleichsuntersuchung nach den Richtlinien der »Good Clinical Practice« (GCP) sowie den Bestimmungen des Arzneimittel- (AMG) und des Betäubungsmittelgesetzes (BtMG). Das Design sollte im Rahmen eines integrierten Behandlungssettings, d. h. in einer kombinierten Behandlung aus medikamentöser/medizinischer Intervention und psychosozialer Betreuung, die Wirksamkeit der Heroinbehandlung bei definierten Zielgruppen im Vergleich zur etablierten therapeutischen Alternative, der Methadonsubstitution, überprüfen. Im Rahmen dieses Modellprojekts zur heroingestützten Behandlung Opiatabhängiger erhielten Drogenabhängige, bei denen bisherige Drogentherapien nicht erfolgreich waren oder bei denen die Methadonsubstitution nicht befriedigend verlief, versuchsweise injizierbares Heroin als Medikament; eine Kontrollgruppe wurde parallel mit Methadon substituiert. Beide Gruppen wurden regelmäßig medizinisch betreut und erhielten eine psychosoziale Begleittherapie. Im Rahmen der Studie konnte die Überlegenheit der Diamorphinbehandlung für diese Gruppe der schwerstopiatabhängigen gegenüber der herkömmlichen Substitutionsbehandlung mit Methadon belegt werden.

Das Gesetz regelt durch Änderung des BtMG und der BtMVV u. a., dass Diamorphin (pharmazeutisch hergestelltes Heroin) unter engen Voraussetzungen im Rahmen einer Substitutionstherapie verschrieben werden darf:

- Das Verschreiben von Diamorphin ist nur in Einrichtungen zugelassen, denen eine Erlaubnis von der zuständigen Landesbehörde erteilt wurde.
- Es werden die Mindestanforderungen an die Ausstattung der Einrichtungen festgelegt, in denen die Behandlung mit dem Substitutionsmittel Diamorphin stattfindet.

Die wichtigsten Regelungen im Einzelnen: Der Arzt darf Diamorphin nur verschreiben,

- wenn er selbst eine suchttherapeutische Qualifikation erworben hat, die sich auf die Behandlung mit Diamorphin erstreckt, oder er im Rahmen des Modellprojektes »Heroingestützte Behandlung Opiatabhängiger« mindestens sechs Monate ärztlich tätig war,
- wenn bei dem Patienten eine seit mindestens fünf Jahren bestehende Opiatabhängigkeit, verbunden mit schwerwiegenden somatischen und psychischen Störungen bei derzeit überwiegend intravenösem Konsum vorliegt,

- wenn ein Nachweis über zwei erfolglos beendete Behandlungen der Opiatabhängigkeit, davon eine mindestens sechsmonatige Behandlung einschließlich psychosozialer Betreuungsmaßnahmen, vorliegt und
- wenn der Patient das 23. Lebensjahr vollendet hat.

Die Behandlung mit Diamorphin darf nur in Einrichtungen durchgeführt werden, denen eine Erlaubnis durch die zuständige Landesbehörde erteilt wurde. Die Erlaubnis wird erteilt, wenn

1. nachgewiesen wird, dass die Einrichtung in das örtliche Suchthilfesystem eingebunden ist,
2. gewährleistet ist, dass die Einrichtung über eine zweckdienliche personelle und sachliche Ausstattung verfügt,
3. eine sachkundige Person, die für die Einhaltung der in Nummer 2 genannten Anforderungen, der Auflagen der Erlaubnisbehörde sowie der Anordnungen der Überwachungsbehörde verantwortlich ist (Verantwortlicher), benannt worden ist.

Diamorphin darf nur innerhalb der Einrichtung verschrieben, verabreicht und zum unmittelbaren Verbrauch überlassen werden (d. h. Ausschluss von Mitgabe als Take-home-Dosis). Diamorphin darf nur unter Aufsicht des Arztes oder des sachkundigen Personals innerhalb dieser Einrichtung verbraucht werden. In den ersten sechs Monaten der Behandlung müssen Maßnahmen der psychosozialen Betreuung stattfinden. Die Behandlung mit Diamorphin ist nach jeweils spätestens zwei Jahren Behandlungsdauer daraufhin zu überprüfen, ob die Voraussetzungen für die Behandlung noch gegeben sind und ob die Behandlung fortzusetzen ist. Die Überprüfung erfolgt durch Einholung einer Zweitmeinung durch einen Arzt, der die o. g. Qualifikation zur Behandlung mit Diamorphin besitzt und der nicht der Einrichtung angehört. Ergibt diese Überprüfung, dass die Voraussetzungen für die Behandlung nicht mehr gegeben sind, ist die diamorphingestützte Behandlung zu beenden.

Als weitere Verfahrensschritte nach Inkrafttreten des Gesetzes stehen nun an:

- Die Bundesländer erlassen Richtlinien und erteilen die Erlaubnisse für die Einrichtungen.
- Der Gemeinsame Bundesausschuss ermöglicht die Finanzierung durch die gesetzliche Krankenversicherung.

- Die Bundesärztekammer überarbeitet ihre Richtlinien zur Durchführung der substitutionsgestützten Behandlung Opiatabhängiger.

Drogenscreening

Urinkontrollen dienen dem Arzt dazu, sich ein Bild von den nebenher konsumierten Substanzen zu machen. Für manche Patienten ist die Urinkontrolle eine Unterstützung in ihrem Wunsch, »beikonsumfrei« zu leben. Aber auch für diejenigen, die diesen Wunsch nicht haben oder nicht verwirklichen können, ist es wichtig, mit der Realität konfrontiert zu werden. Um sich ein realistisches Bild machen zu können, muss der Arzt darauf achten, dass kein verfälschter oder fremder Urin abgegeben wird. Geprüft wird auf Heroin, Kokain, Barbiturate und Benzodiazepine. Die Unterscheidung von Heroin und Methadon ist problemlos. Codein erscheint im Urin zum Teil als Morphin. Bei einer Substitutionsbehandlung mit Codein ist ein Nebenkonsum von Heroin nicht nachweisbar. Die verschiedenen Benzodiazepine lassen sich mit den üblichen Tests nicht unterscheiden. Soll beispielsweise zwischen einer verordneten Diazepam-Einnahme (Valium u. v. a.) und einem Flunitrazepam-Missbrauch (Rohypnol u. a.) unterschieden werden, muss der Urin chromatographisch untersucht werden. Die Konzentrationen der im Urin nachgewiesenen Substanzen hängen von vielen Faktoren ab (u. a. von der Konzentration und dem pH-Wert des Urins) und geben keinen genauen Aufschluss über die Menge der konsumierten Substanzen. Auch die Höhe der Methadonkonzentration im Urin erlaubt keinen Rückschluss auf die eingenommene Menge. Statt Methadon wird dessen Hauptmetabolit 2-Ethylidin-1,5-dimethyl-3,3-diphenylpyrrolidin (EDDP) gemessen. Außerdem spricht ein negatives Ergebnis des bisherigen Methadontests nicht zwangsläufig für eine Nichteinhaltung der Methadonsubstitution, da die Methadonausscheidung stark vom ph-Wert des Urins abhängig ist. EDDP wird hingegen nicht durch den pH-Wert des Urins beeinflusst. Um Manipulationsmöglichkeiten besser zu erkennen, können Kreatinin und der pH-Wert bestimmt werden. Niedrige Kreatininwerte weisen auf eine potentielle Urinverdünnung oder Nichtverwendung von Urin hin, veränderte pH-Werte auf einen Säure- oder Laugenzusatz. Das Nachweisfenster für einen Drogenkonsum ist unterschiedlich, so dass sich Amphetamine etwa 1–3 Tage, Barbiturate und Secobarbital bis zu 24 Stunden, Phenobarbital

2–3 Wochen, Benzodiazepine etwa 3 Tage (Diazepam bis zu 2 Wochen) Buprenorphin 1–5 Tage, Cannabinole 1–60 Tage, EDDP bis 3 Tage, Opiate und Morphin 1–4 Tage, Heroin etwa 3 Tage und Codein 2–3 Tage nachweisen lassen. Als Innovation kann das sog. »Ruma-Marker-System« in der Doping- und Urinkontrolle gelten. Dabei treten die Probleme bisheriger Verfahren nicht auf. Aufgrund der vorher eingenommenen Markersubstanz ist dabei eine sichere Erkennung von Fremdurinabgaben und Manipulationen der Urinkontrolle ohne Aufsicht möglich. Jedoch ist dieses Testsystem im Routinebetrieb sehr kostspielig.

www.forensische-toxikologie.info, www.marker-test.de

Grundsatz

Im Verlauf der Substitutionsbehandlung müssen unangemeldete, stichprobenartige, qualitative Kontrollen des Konsums psychotroper Substanzen und des Alkoholkonsums durchgeführt werden. Ein Monitoring des Nebenkonsums gelingt durch die zusammenfassende Bewertung von klinischer Untersuchung, Anamneseerhebung und klinisch-chemischem Labornachweis. Untersuchungsumfang und -frequenz richten sich nach den individuellen Gegebenheiten. Dieser Grundsatz basiert auf den Vorschriften der ⇒ *BtMVV* und den ⇒ *Richtlinien der Bundesärztekammer* zur Substitutionstherapie Opiatabhängiger.

Nachweis des Nebenkonsums von Alkohol

Durch einen Beikonsum mit anderen Drogen oder von Alkohol verstärken sich die Wirkungen und die Nebenwirkungen der Substitutionspräparate. Es ist deshalb besonders darauf zu achten, dass die Patienten moderat oder am besten gar keinen Alkohol konsumieren, weil Alkohol die atemdepressive Wirkung von Opiaten verstärkt. Wenn der Patient beim Arztbesuch einen alkoholisierten Eindruck macht oder aufgrund einer routinemäßig zu erhebenden Befundung, hat der Arzt die Möglichkeit, den Promillewert mittels eines Atemalkoholtests festzustellen. Lediglich bei forensischen Fragestellungen muss dieses Messverfahren durch Blutalkoholbestimmungen ergänzt werden. Weist der Test eine deutlich erhöhte Promillekonzentration auf, sollte der Arzt die Substitutionsmittelmenge für den betreffenden Tag reduzieren oder ganz aussetzen.

Praktischer Umgang mit Alkoholkonsum

Wird durch die Atemalkoholbestimmung ein Alkoholkonsum nachgewiesen, muss die Substitution um Stunden verschoben werden, bis das Atemalkoholmessgerät 0,0 Promille anzeigt. Je nach Organisation der Vergabezeiten kann es sich deshalb auch ergeben, dass der Patient an einem Tag keine Substitution erhält. Dies führt häufig zu weitergehenden Komplikationen, da sich die betroffenen Patienten erfahrungsgemäß wiederholt alkoholisiert in der Vergabestelle zeigen. Wenn mehrere Tage wegen der Alkoholisierung keine Substitution stattfinden konnte, ist eine stationäre Entzugsbehandlung dringend angeraten, um den Patienten nicht in einen weiter steigenden, die fehlende Substitution kompensierenden Alkoholkonsum geraten zu lassen.

Psychotrope Substanzen

Die Therapiekontrollen umfassen die Untersuchung auf einen Beigebrauch anderer Opiate, von Barbituraten, Benzodiazepinen, Codeinpräparaten, Kokain, THC und Amphetaminen. Die Untersuchung auf Methadon verringert dabei die Fälschungsmöglichkeiten innerhalb der Substitutionstherapie. Die Anamnese kann Anlass geben, Cannabis, Ecstasy oder andere Designerdrogen, LSD oder PCP in die Drogenanalytik aufzunehmen. Screening-Untersuchungen erfolgen als immunologische Methoden, die aufgrund der möglichen Kreuzreaktionen immer als Gruppenreaktionen zu bewerten sind. Übliche Techniken stellen Enzymimmunoassays (EIA) und Fluoreszenzpolarisationsimmunoassays (FPIA) dar. Spezifischere, aber auch wesentlich aufwendigere Verfahren wie Hochleistungsflüssigkeitschromatographie (HPLC) und Gaschromatographie (GC) in Verbindung mit speziellen Detektoren, wie z. B. Massenspektrometer, werden in aller Regel nur für Bestätigungsanalysen eingesetzt, um falsch-positive Ergebnisse auszuschließen, um quantitative Analysen durchführen oder juristisch relevante Fragestellungen absichern zu können. Manuelle Schnelltests sind in der täglichen Routinearbeit sinnvoll, liefern jedoch lediglich qualitative Ergebnisse. Der Konsum von einigen Benzodiazepinen (z. B. Flunitrazepam, Lorazepam) wird in niedrigeren Dosierungen oft durch die hohe Nachweisgrenze nicht erfasst, so dass hierzu weiterführende Untersuchungen erforderlich sind. Problematisch erscheint, dass Qualitätsstandards zur erforderlichen Sensitivität und Spezifität dieser manuellen Schnelltests in Deutschland fehlen, so dass der substituierende Arzt bei der Auswahl manueller Schnelltests die kritische Bewertung der Qualität des Tests aufgrund der

zur Verfügung gestellten Literatur selbst vornehmen muss. In der Regel werden Urinproben analysiert. Haaranalysen und Untersuchung von Speichelproben bleiben speziellen Fragestellungen vorbehalten. Für die Haaranalyse ist eine Sicherung von mindestens zwei Haarbündeln in Bleistiftdicke mit geeigneter Dokumentation notwendig. Bei chemisch behandeltem Haar, etwa durch Blondierung oder Dauerwelle, ist aufgrund der veränderten Haarstruktur und des damit verbundenen Auswascheffekts die Analyse unmöglich.
www.uniklinikum-giessen.de

Häufigkeit der Urinkontrollen

Die Häufigkeit der Urinkontrollen richtet sich letztlich nach der Kostenübernahme, kann aber in Ausnahmefällen aufgrund klinischer Bedeutsamkeit in den ersten Wochen der Behandlung auch wöchentlich erfolgen. Das Intervall kann in der Folgezeit in Abhängigkeit von den Befunden auf zwei bis drei Wochen verlängert werden. Wenn während längerer Behandlungszeiten kein Nebenkonsum nachweisbar ist, sind seltenere Urinkontrollen möglich. Dieses Vorgehen setzt ein sachverständiges Prozedere bei der Auswahl der zu testenden Substanzen voraus, da innerhalb der ersten beiden Quartale der Substitutionstherapie bis zu 40 Einzelbestimmungen pro Quartal möglich sind. Eine gehäufte Detektion ist also dann möglich, wenn nicht, wie häufig üblich, fünf Nachweise als Block verwendet werden, sondern Einzelbestimmungen, z. B. über Opiate, Verwendung finden.

Kostenträger

In der stationären Behandlung ist das Drogenscreening mit den allgemeinen Pflegesätzen abgegolten. Bei der ambulanten Substitutionsbehandlung zu Lasten der gesetzlichen Krankenkassen sind die Ziffern 32137–32147 abrechenbar.
www.kbv.de

Drogentote

Nach der Definition des Bundeskriminalamtes aus dem Jahr 1978 zählen zu den Drogentoten nicht nur akute Intoxikationen durch Drogen, sondern auch tödliche Unfälle unter Drogeneinfluss, Suizide aufgrund einer Verzweiflung über die von der Drogenproblematik bestimmte Lebenssituation sowie die Mortalität aufgrund von Drogenfolgekrankheiten (z. B. AIDS). Der weit überwiegende Teil der Todesursachen beruht auf einer akuten Intoxikation (ca. 80%). Letale Kokainvergiftungen oder Mischintoxikation ohne Opiate sind selten. Es überwiegen mit zunehmender Tendenz Mischintoxikationen unter Beteiligung eines oder mehrerer Opiate. Die Zahl von Monointoxikationen mit Heroin hat in den letzten Jahren stark abgenommen, während Intoxikationen mit Methadonbeteiligung eine zunehmende Bedeutung erhalten. Der Nachweis von Methadon bedeutet jedoch noch nicht, dass es auch eine dominante Rolle in der Todesursache hat. Eine umfassende Studie für Hamburg zeigt z. B., dass dies höchstens bei der Hälfte solcher Fälle eingetreten ist und dass davon vor allem Opiatkonsumenten betroffen waren, die sich nicht in einer regulären Substitutionsbehandlung befunden hatten.

Das Mortalitätsrisiko von Opiatabhängigen ist ca. 20- bis 25fach so hoch wie das der gleichaltrigen Gesamtbevölkerung. In den 80er Jahren kam es zu einem starken Anstieg der Anzahl der Drogentoten: von 361 Todesfällen 1984 auf 2099 im Jahr 1992. Danach sank die Zahl und stabilisierte sich in den 90er Jahren auf einem sehr hohen Niveau mit einem Durchschnitt von 1661 Drogentoten. In den Jahren 2000 und 2001 wurden 2030 bzw. 1835 Drogentodesfälle registriert, im Jahre 2008 waren es 1449.

Die Substitutionsbehandlung hat auf die Senkung der Mortalitätsrate einen bedeutenden Einfluss:

- Der progrediente Krankheitsverlauf von HIV- oder Hepatitis-C-Infektionen kann durch die Substitutionstherapie direkt nicht beeinflusst werden. Eine Substitutionsbehandlung erleichtert bzw. ermöglicht jedoch die Durchführung der jeweils angemessenen Therapie und verbessert zugleich die somatischen Voraussetzungen.
- Wissenschaftliche Untersuchungen belegen, dass durch eine qualifizierte substitutionsgestützte Behandlung das Mortalitätsrisiko durch Intoxikationen oder Suizid von Substituierten gegenüber nicht substituierten Opiatabhängigen um 50–70% gesenkt werden kann. Diese Befunde stellen explizit auch die Grundlage der ⇒ *Richtlinien der Bundesärztekammer* sowie der ⇒ *BUB-Richtlinien* dar, um eine Substitution auch bei manifester Opiatabhängigkeit ohne weitere Begleiterkrankungen zu empfehlen bzw. als kassenärztliche Versorgungsleistung zu ermöglichen.

- Je besser die Ziele der Substitution – gesundheitliche, psychische, soziale und berufliche Rehabilitation – erreicht werden, desto stärker sinkt das Mortalitätsrisiko und nähert sich dem der Gleichaltrigen an.
- Nach Abbruch einer regulären Substitutionsbehandlung steigt das Mortalitätsrisiko wieder auf das Niveau von Nichtsubstituierten.

Eine vorbestehende und unbehandelte psychiatrische Komorbidität mindert den positiven Effekt einer Substitutionsbehandlung auf die Mortalität.

Elternschaft

Anzahl

Etwa 30% der Männer und 50% der Frauen in Substitutionsbehandlung haben eigene Kinder.

Anforderungen

Für die Eltern oder die allein erziehende Mutter ergeben sich Anforderungen, die mit einer Berufstätigkeit vergleichbar sind. Dies sollte entsprechend bei der Betreuung gewürdigt werden, etwa durch individuell angepasste Vergabezeiten in der Substitution. Folgende Kriterien sollten zum Wohlergehen der Kinder gewährleistet sein: adäquate Wohnbedingungen, ausreichende Ernährung und Hygiene, Versorgung mit Kleidung, adäquate medizinische Versorgung, Anwesenheit mindestens einer betreuenden Person, ausreichende emotionale Zuwendung, regelmäßiger Schulbesuch. Insbesondere bei Mitgabe eines Substituts sollte die akzidentelle Einnahme durch die Kinder ausgeschlossen sein.

Komplikationen

Die meisten Komplikationen in Familien mit drogenabhängigen Eltern hängen weniger mit dem Suchtmittel selbst als mit den Lebensbedingungen der Kinder zusammen und sind somit durchaus beeinflussbar. Während der ⇒ *Schwangerschaft* ist eine sorgfältige Substitution, evtl. mit ⇒ *Levomethadon* oder ⇒ *Buprenorphin* eine risikomindernde Maßnahme, insbesondere bezüglich komplikationsreicher Rückfälle. Direkt nach der Geburt ist das ⇒

Neugeborene dem Risiko von Entzugserscheinungen und der Atemdepression ausgesetzt. Im Säuglingsalter ist das Risiko des Auftretens eines plötzlichen Kindstods (SIDS) etwa auf das 3fache erhöht. Risikomindernd ist Stillen und möglicherweise eine Heimmonitorüberwachung. Gefährdend ist mütterliches Rauchen, Bauchlage des Kindes beim Schlafen, übermäßiges Einwickeln in Decken, Überhitzung des Schlafzimmers und ein zu weiches Bettlager. Vernachlässigung und Misshandlungen treten auf. Gelegentlich ist nicht nur das Kind, sondern auch die Mutter Opfer von Gewalttätigkeit; auf entsprechende Zeichen sollte geachtet werden. Die Entwicklung der Kinder ist oft im kognitiven Bereich verlangsamt. Eine frühe Sprachförderung wird empfohlen.

Betreuung

Drogenabhängige Eltern scheuen sich gelegentlich, Schwierigkeiten bei der Kindesbetreuung mitzuteilen. Sie haben Angst, dass das Kind dann in eine Pflegefamilie gegeben wird. Daher ist eine aufsuchende und langfristige Betreuung durch eine Vertrauensperson (⇒ *Case-Management*) wesentlich. Dies ist günstiger als die gleichzeitige, oft unabhängig voneinander stattfindende Fürsorge durch zahlreiche Institutionen. Eine Entlastungsfamilie sollte in Krisensituationen die Kindesbetreuung vorübergehend übernehmen können.

http://www.drogenberatung-wuerzburg.de/inhalt/b_schwangerschaft.php3

Entgiftung

Entgiftung oder ⇒ *Entzug* bezeichnet den Prozess der Ausscheidung nach Absetzen eines abhängig konsumierten Suchtmittels bzw. die damit verbundenen Beschwerden (Entzugssymptome). Vegetative Entzugssymptome wie Herzrasen oder Übelkeit sind typisch für den Entzug von Opioiden, Alkohol und Benzodiazepinen. Affektive Labilität und Schlafstörungen können generell im Entzug auftreten. Wird die Intensität der Entzugssymptome medikamentös gelindert, handelt es sich um eine Entzugsbehandlung. Der Begriff der qualifizierten Entzugsbehandlung Drogenabhängiger bezeichnet ein zumeist stationäres, an psychiatrischen Kliniken angesiedeltes spezifisches Behandlungsangebot. Die Ziele der qualifizierten Entzugsbehandlung gehen über die Linderung der Entzugssymptome hinaus und umfassen Diagnostik bzw. Einleitung einer Behandlung komorbider somatischer und psychischer

Störungen, Klärung der sozialen Situation, Erstellung eines mittelfristigen Behandlungsplans sowie Motivation und Vermittlung in eine weiterführende Behandlung. Entsprechend der vielfältigen Therapieziele (⇒ *Substitution: Therapieziele*) erfolgt die Arbeit im multiprofessionellen Team. Bei einem Teil der Patienten erweist sich während der Behandlung die Entgiftung als nicht indiziert. Zur psychischen, körperlichen und sozialen Stabilisierung kann dann die Einleitung einer Substitutionsbehandlung sinnvoll sein.

www.dhs.de

Entzug

Als Entzug bezeichnet man a) die Symptomatik des Opiatentzugssyndroms und b) das Verfahren, um Patienten von Drogen frei zu machen. Die Schwere des Opiatentzugsyndroms hängt von der Dosis und Dauer der Abhängigkeit ab. Erste Symptome machen sich bereits nach 4–6 Stunden bemerkbar und erreichen nach 32–72 Stunden ihren Höhepunkt. Der Heroinentzug verläuft über etwa 5 Tage (⇒ *Narkoseentzug*). Entzugssymptome von ⇒ *Codein*, Dihydrocodein und ⇒ *Methadon* können länger andauern. Die Symptome treten phasenhaft auf und beinhalten Tränenfluss, Niesen, Schwitzen, Mydriasis, Gänsehaut, eine erhöhte Atem- und Pulsfrequenz, Blutdruckanstieg und schließlich Erbrechen, Muskelkrämpfe, Diarrhöe, Schock und Blutzuckererhöhung. Ein reiner Opiatentzug ist nur selten lebensbedrohlich. Neben der Möglichkeit eines medikamentenfreien Entzugs kann zur Milderung der vegetativen Symptome ⇒ *Clonidin* bis zu einer Dosis von 0,9 mg/Tag oral gegeben werden. Ein Entzug Schwangerer sollte nur nach sehr sorgfältiger Abwägung aller Optionen und in Absprache mit einem Gynäkologen erfolgen (⇒ *Schwangerschaft*). Insbesondere bei polyvalentem Konsum kann durch die vorhergehende Einnahme von ⇒ *Benzodiazepinen*, Dihydrocodein oder ⇒ *Barbituraten* ein mehrgipfliger Entzug auftreten. In der Regel treten zuerst die Symptome des Opiatentzugs auf, danach bilden sich Symptome des Alkohol- und Barbituratentzugs aus. Eine delirante Symptomatik ist möglich. Um das Ausmaß und die Dauer des Entzugs voraussehen zu können, muss ein ⇒ *Drogenscreening* des Urins durchgeführt werden. Der methadongestützte Entzug von Heroin kann – nach einer Auftitrierungsphase von 1–3 Tagen – mit einer Dosis von 15–30 mg Levomethadon (30–50 mg Methadon) pro Tag begonnen werden und über lineare oder individuell konzipierte Abbauschemata erfolgen. Dabei sind vor allen Dingen klare Vereinbarungen über Vorgehen, die ⇒ *Dosierung* und Begleitmedikation sowie Betreuung und Möglichkeiten bei vorzeitigem ⇒ *Abbruch* zu treffen. Im stationären Bereich ist die notwendige Anfangsdosierung einfacher bestimmbar. Die Vorteile einer Levo-/Methadongabe zum Entzug liegen in guter Akzeptanz und effektiver Dosierbarkeit mit der Möglichkeit der einmaligen täglichen Abgabe, wenig Nebenwirkungen, gutem Bekanntheitsgrad und niedrigen Kosten. Nachteilig ist die Möglichkeit eines protrahierten Entzugssyndroms durch den methadongestützten Entzug. Dadurch ist die Rückfallgefahr erhöht.

www.dhs.de

Europa/EMCDDA

Seit Anfang der 90er Jahre hat die Bedeutung der ⇒ *Methadonsubstitution* in allen europäischen Ländern stark zugenommen. Substitutionsbehandlung kombiniert mit psychosozialer Betreuung ist mittlerweile zur bedeutendsten Behandlungsoption für Opioidabhängige in Europa geworden (2007: 650.000 Patienten). Sie ist in allen 27 EU-Mitgliedsstaaten [außerdem in der Schweiz (flächendeckend), Norwegen und Kroatien] verfügbar. In der Regel wird die Substitutionsbehandlung in ambulanter Form durchgeführt – in einigen Ländern wird sie auch im stationären Bereich angeboten. Die Verschreibung in Hafteinrichtungen nimmt ebenfalls zu. In 16 Ländern sind spezialisierte Ambulanzen die wesentlichen Anbieter der Behandlung, gleichzeitig spielen jedoch die Hausärzte zusammen mit Drogenberatungseinrichtungen eine immer größere Rolle (in Teilen Belgiens, Tschechien, Deutschland, Frankreich, Luxemburg, Österreich und Norwegen). Die Versorgungsdichte variiert in Europa allerdings erheblich: In 9 Ländern ist sie allen Opioidabhängigen zugänglich, in weiteren 7 Ländern der Mehrheit, in weiteren 10 vorwiegend nord- und osteuropäischen Ländern nur einer Minderheit (Estland, Griechenland, Lettland, Litauen, Ungarn, Polen, Rumänien, Slowakei, Finnland und Norwegen). Richtlinien zur Substitutionsbehandlung wurden aus 18 Ländern berichtet, und in 11 Ländern existieren Richtlinien für den Entzug. Richtlinien für die psychosoziale Betreuung als einer Kompenente einer umfassenden Substitutionsbehandlung Opioidabhängiger existieren nur in fünf Ländern (Tschechien, Deutschland, Portugal, Slowenien, Großbritannien).

Insgesamt lässt sich festhalten, dass in den europäischen Staaten die Substitutionsbehandlung sehr unterschiedlich organisiert und finanziert ist, und stark variiert – manchmal sogar innerhalb eines Landes bzw. einer Stadt oder Region.

http://www.emcdda.europa.eu/situation/responding/3

Fachkunde »Suchtmedizinische Grundversorgung«

Abhängigkeitserkrankungen, sowohl durch legale als auch durch illegale Drogen, stellen nach Auffassung der Bundesärztekammer besondere Anforderungen an die Qualifikation von Ärzten in der Grundversorgung dar. Der Vorstand der Bundesärztekammer hat deshalb 1998 eine besondere Fachkunde »Suchtmedizinische Grundversorgung« beschlossen. Diese soll der Vermittlung, dem Erwerb und dem Nachweis eingehender Kenntnisse, den Erfahrungen und den Fertigkeiten in der Prävention, Diagnostik, Therapie und Frührehabilitation von Suchterkrankungen dienen, die über die im jeweiligen Gebiet aufgeführten Inhalte hinausgehen, und setzt die Teilnahme an einem inhaltlich klar gegliederten Kurs von 50 Stunden Dauer voraus. Das Curriculum beinhaltet einen 50-Stunden-Kurs mit modularem Aufbau der Lerninhalte in 5 Bausteinen. Durch die erfolgreiche Teilnahme am Curriculum »Suchtmedizinische Grundversorgung« und anschließender Prüfung vor der jeweiligen Ärztekammer kann die Fachkunde erworben werden. Ärzte und Ärztinnen, die in der vertragsärztlichen Versorgung Substitutionsbehandlungen bei opiatabhängigen Patienten durchführen wollen, benötigen gemäß den ⇒ *Richtlinien des Bundesausschusses der Ärzte und Krankenkassen* eine entsprechende Genehmigung, die erteilt wird, wenn die fachliche Befähigung nachgewiesen wurde. Der Nachweis gilt als erbracht durch Vorlage eines Zeugnisses über den Erwerb der Fachkunde »Suchtmedizinische Grundversorgung« oder durch einen entsprechenden Nachweis, wie von den Ärztekammern festgelegt. Die Fachkunde »Suchtmedizinische Grundversorgung« ist nicht wie häufig angenommen eine reine Fachkunde »Substitution«. Sie zielt vielmehr darauf ab, die Qualifikation im Umgang mit dem komplexen Krankheitsbild Sucht insgesamt zu erweitern und zu vertiefen. Dies betrifft nicht nur den Umgang und die Behandlung von illegalen Substanzen abhängiger Patienten, sondern im Schwerpunkt den Umgang mit suchtkranken Patienten, die legale Substanzen wie Tabak und Alkohol konsumieren. Eine daran anschließende Einbindung der Ärzte in Qualitätszirkel oder Balint-Gruppen wird angeraten, um ihr eigenes Handeln im Bereich der Suchtmedizin reflektieren zu können und neue Aspekte der Therapie rasch zu erkennen.

www.baek.de

Fahrtüchtigkeit

Unter Fahrtüchtigkeit (Fahrsicherheit) wird die Gesamtqualität verstanden, die für das sichere Führen eines Kraftfahrzeugs im Verkehr erforderlich ist. Eine Beeinträchtigung der Fahrtüchtigkeit, also eine mögliche »Fahruntüchtigkeit« kann durch verschiedene Faktoren gegeben sein, insbesondere auch durch psychotrope Substanzen und Medikamente.

Der Kraftfahrer selbst hat vor Antritt einer Fahrt seinen Gesundheitszustand zu beachten. Zusätzlich trifft den behandelnden Arzt bei der Beratung und Führung des Patienten eine wesentliche Verantwortung. In Studien ist übereinstimmend belegt, dass die Fahreignung, also die ausreichende psychophysische Leistungsfähigkeit, um auch bei Dauerbelastungen ein Kraftfahrzeug sicher im Verkehr führen zu können, durch das Medikament ⇒ *Levo-/Methadon* bei einem von Opiaten abhängigen und für Opiate toleranten Patienten in der Regel nicht in relevanter Weise beeinträchtigt ist. Die hohe Inzidenz des Nebenkonsums psychotroper Substanzen und der psychiatrischen Komorbidität bei methadonsubstituierten Patienten bedingen jedoch, dass die ärztliche Beurteilung der Fahrtüchtigkeit bei methadonsubstituierten Patienten differenziert vorgenommen werden muss. Das Urteil der behandelnden Ärzte ist einzubeziehen.

Es ist nützlich, die »Begutachtungsleitlinien zur Kraftfahreignung« der Bundesanstalt für Straßenwesen für das praktische Vorgehen zu berücksichtigen.

Gemäß dieser Leitlinien ist bei methadonsubstituierten Patienten nur in seltenen Ausnahmefällen eine positive Beurteilung der Fahrtauglichkeit möglich, wenn besondere Umstände dies im Einzelfall rechtfertigen:

- Einjährige Methadonsubstitution
- Stabile psychosoziale Integration
- Freiheit von Beigebrauch anderer psychoaktiver Substanzen inkl. Alkohol seit mindestens einem Jahr, nachgewiesen durch geeignete, zufällige Kontrollen

- Nachweis für Eigenverantwortung und Therapiecompliance
- Fehlen einer für die Fahrtauglichkeit relevanten Störung der Gesamtpersönlichkeit.

Verfügt der Patient über eine gültige Fahrerlaubnis oder will der Patient erstmalig eine Fahrerlaubnis erlangen, so kann vom behandelnden Arzt selbst die Beurteilung der Fahrtauglichkeit vorgenommen werden.

In der Phase der Neueinstellung und bei deutlicher Änderung der Methadondosis darf der Patient kein Kraftfahrzeug führen. Will der Patient die Fahrerlaubnis wiedererlangen, so wird die Verwaltungsbehörde je nach den Umständen das Gutachten des Amts- oder Facharztes oder einer amtlich anerkannten medizinisch-psychologischen Untersuchungsstelle (MPU) oder eines amtlich anerkannten Sachverständigen anordnen. In das aufwendige und teure Untersuchungs- und Begutachtungsverfahren wird das Urteil des behandelnden Arztes in der Regel einbezogen.

http://www.verkehrslexikon.de/Module/FESubstitution.php

Gefängnis

Die Suchtbehandlung spielt eine große Rolle in der Gefängnismedizin: Studien zufolge umfasst ein Großteil der Arbeit des medizinischen Dienstes im Vollzug die Behandlung von Suchterkrankungen und deren Folgen. Diese gesundheitlichen Störungen der drogenabhängigen Gefangenen absorbieren einen großen Teil der medizinischen Leistungen. Eine Untersuchung der U-Haftanstalt Oldenburg zeigte, dass dort 76% aller medizinisch betreuten Gefangenen aufgrund ihrer Drogenproblematik behandelt wurden.

Während sich die Zahl der Patienten unter Opioidsubstitutionsbehandlungen in Freiheit in Deutschland in den letzten fünf Jahren um 50% erhöht hat (auf über 72.000 Patienten) und etwa 40% der geschätzten 175.000 Opioidkonsumenten erreicht, bildet sich diese Entwicklung in deutschen Haftanstalten nicht annähernd ab: Lediglich etwa 500–700 der geschätzten 16.500–22.200 Opioidkonsumenten bzw. -abhängigen in deutschen Haftanstalten befinden sich in einer dauerhaften Substitutionsbehandlung. Als primäre Indikation steht die Fortführung von in Freiheit begonnenen Substitutionsbehandlungen im Vordergrund. Die mit der intramuralen Substitutionsbehandlung verbundenen Behandlungsziele sind deutlich abstinenzorientiert. Entzugsbehandlungen allein führen jedoch in vielen Fällen zu Rückfällen und drogenkonsumbedingten Überdosierungen nach Haftentlassung. Opioidsubstitution als Dauerbehandlung ist effektiver als Entzugsbehandlung; dies drückt sich in einer Förderung der Haltekraft in der Drogenbehandlung in Haft und der (anschließend) Abstinenz von anderen illegalen Drogen aus.

Außerdem ist die Substitutionsbehandlung nicht nur nützlich für die Gefangenen, sondern auch für die Strafvollzugsinstitution selbst: Sie bietet einen täglichen Kontakt zwischen Gefangenen und medizinischer Abteilung und fördert zugleich Untersuchungen und die Vermittlung anderer gesundheitsrelevanter Botschaften und Verhaltensweisen. Eine Erhöhung der Zahl an Substituierten in Haft erfordert jedoch Investitionen in Personal und deren Ausbildung und Qualifizierung sowie eine verbesserte Kommunikation und Kooperation mit medizinischen Einrichtungen in Freiheit.

Für die Substitution in Gefängnissen gelten die ⇒ *BUB-Richtlinien der GKV* und die ⇒ *Bundesärztekammerrichtlinien*. Der Umfang der medizinischen Versorgung der Inhaftierten ist im Strafvollzugsgesetz (StVollzG) im Kapitel Gesundheitsfürsorge (§§ 56–66) festgelegt. Immer wieder (zum Teil wörtlich) verweist der Gesetzgeber hier auf die Vorgaben der GKV. Tenor des Gesetzes ist in diesen Paragraphen eindeutig eine Angleichung der gefängnismedizinischen Versorgung an die Versorgung der in der GKV Versicherten. Darüber hinaus ist in einigen Bundesländern die Substitutionsbehandlung über Erlasse dergestalt geregelt, dass ausdrücklich auf die Vorgaben der o. g. Richtlinien verwiesen wird.

Trotzdem ist die Praxis von Bundesland zu Bundesland sowie von Haftanstalt zu Haftanstalt in den einzelnen Städten unterschiedlich und sehr heterogen – je nach den örtlichen politischen und fachlichen Einschätzungen. Dadurch können sich bei dem Wunsch des Beginns oder der Fortsetzung einer Substitutionsbehandlung unter Haftbedingungen sowie bei Haftverlegungen erhebliche Schwierigkeiten ergeben. Ferner wird tendenziell die Fortsetzung einer Substitutionsbehandlung nur zeitlich befristet gewährt (in einigen Bundesländern 6 Monate).

Auch die Art und Dauer einer Entzugsbehandlung mit Hilfe eines Substitutionsmittels sind sehr unterschiedlich geregelt.

www.gesundinhaft.eu

Geschichte

Die Substitutionstherapie wurde vom Pharmakologen Vincent Dole und der Psychiaterin Mary Nyswander entwickelt, die 1963 am New Yorker Rockefeller Hospital begannen, Drogenabhängige mit ⇒ *Methadon* zu behandeln. Die Erfolge des Dole-Nyswander-Projekts führten 1970 in den USA zur Anerkennung der Methadonbehandlung als eine zweckmäßige Behandlungsmethode. Seitdem breitete sich diese Therapieform in den USA rasch aus; Ende 1997 befanden sich ca. 120.000 Patienten in einer Methadonbehandlung.

In Europa startete das erste Methadonprogramm 1966 in Schweden (Uppsala), das eng an das Dole-Nyswander-Modell angelehnt war. In der Schweiz ist die Substitutionsbehandlung mit Methadon seit etwa 30 Jahren fester Bestandteil des Therapieangebots für Opiatabhängige. Allein im Kanton Zürich wurden 1997 ca. 3000 Heroinabhängige mit Methadon substituiert. Auch in anderen europäischen Ländern wurde im Laufe der 70er Jahre die Substitutionsbehandlung eingeführt: In den Niederlanden existiert beispielsweise ein vielfältiges Angebot mit unterschiedlichen Zugangsschwellen und Rahmenbedingungen. Heute befinden sich in der Schweiz und in den Niederlanden mehr als 50% der Heroinabhängigen in einer Methadonbehandlung. In Kanada, Australien und einigen asiatischen Ländern wie Laos und Hongkong gibt es ebenfalls schon seit den 70er Jahren strukturierte Methadonkonzepte.

Im Gegensatz zu diesen internationalen Erfahrungen ist die Methadonsubstitution in der Bundesrepublik Deutschland eine relativ junge Therapieform zur Behandlung von Heroinabhängigen. Erst zum Beginn der 90er Jahre setzte sie sich über spezielle Erprobungsvorhaben in einzelnen Bundesländern durch (⇒ *Bundesländer*). Es kann deshalb von einem »Sonderfall Deutschland« gesprochen werden, der darauf zurückzuführen ist, dass Politik, Ärzteschaft und Drogenhilfe jahrzehntelang einseitig dem Konzept der stationären Langzeittherapie anhingen. Diese Abstinenzorientierung fand ihren Niederschlag in einem therapeutischen Ausschluss der Methadonbehandlung. Es bestanden solche rechtlichen und standesärztlichen Restriktionen, die einem Methadonverbot gleich kamen. Der § 13 des Betäubungsmittelgesetzes (⇒ *BtMG*) regelt, dass das Verschreiben von Betäubungsmitteln medizinisch begründet sein muss, und nur dann erlaubt ist, wenn der beabsichtigte Zweck nicht auf andere Weise erreicht werden kann. Aufgrund dieser Beschränkungen entwickelte sich seit Ende der 70er Jahre eine »graue« Substitution mit Codeinpräparaten, weil diese Medikamente nicht unter das BtMG fielen (⇒ *Substitution mit Codein*). Im Sommer 1992 erfolgte eine rechtliche Klarstellung im BtMG, nach der eine Substitutionsbehandlung in medizinisch begründeten Einzelfällen unter strenger ärztlicher Kontrolle zulässig ist. Ein Jahr zuvor (Juli 1991) hatte der Bundesausschuss der Ärzte und Krankenkassen unter dem Druck der Länderprogramme und einer gewandelten öffentlichen Meinung bundeseinheitliche Richtlinien zur Methadonsubstitution, die NUB-Richtlinien (Neue Behandlungs- und Untersuchungsmethoden, nach denen die Behandlungen durch die Krankenkassen erstattet werden sollten), erlassen. Diese Richtlinien wurden in der Folgezeit als AUB-, dann als ⇒ *BUB-Richtlinien* fortgeschrieben. Sie sind in ihren Indikationen und Behandlungsanforderungen vergleichsweise restriktiv ausgelegt, auch wenn im Verlaufe der Zeit der Indikationsspielraum etwas erweitert wurde, trotzdem expandierte die Zahl substituierter Patienten in Deutschland (1992: ca. 1000, 1993: ca. 4500. 1995: ca. 13.500, 1996: ca. 19.000, 2009: ca. 72.200), weil durch das geänderte BtMG erstmalig Rechtssicherheit geschaffen war. Jahrelang stand in Deutschland nur das linksdrehende, etwa doppelt so stark wirkende ⇒ *Levomethadon* als L-Polamidon für die Verschreibung zur Verfügung. Erst seit 1994 ist das international verwendete ⇒ *Methadon* auch bei uns verkehrs- und verschreibungsfähig. Seit 1998 konnte auch ⇒ *Levacetylmethadol* (LAAM) in der Substitutionsbehandlung eingesetzt werden, das aber aufgrund von kardialen Nebenwirkungen im April 2001 vom europäischen Markt zurückgezogen worden ist. Als weitere Substanz kann seit 2000 ⇒ *Buprenorphin* zu Substitutionszwecken in Deutschland verschrieben werden.

Auch diese Ausweitung möglicher Substitutionsmittel trug zu einem weiteren Anstieg der Substituiertenzahlen in Deutschland bei. Seit dem 01.02.1998 gilt eine neue Betäubungsmittel-Verschreibungsverordnung (⇒ *BtMVV*), die einschneidende Veränderungen für die Substitutionstherapie in Deutschland mit sich brachte. Die geänderte BtMVV sieht einerseits Erleichterungen bei der Vergabe von Methadon vor, andererseits wurden aber gleichzeitig Codeinpräparate als »Substitutionsmittel zweiter Wahl« unter das BtMG gestellt, womit eine Begrenzung der ⇒ *Codeinsubstitution* beabsichtigt war.

Eine weitere Fortschreibung der BtMVV vom Juni 2001 sieht vor, dass substituierende Ärzte eine besondere Qualifikation erwerben müssen (⇒ *Fachkunde Suchtmedizinische Grundversorgung*) und dass ein zentrales ⇒ *Substitutionsregister* eingerichtet wird, um Doppelverschreibungen zu erkennen und zu verhindern. Zudem hat die Bundesärztekammer »Richtlinien zur substitutionsgestützten Behandlung« (2002) verabschiedet, die fachliche Standards für diese Behandlungsform setzen (diese Richtlinien werden aktuell gerade überarbeitet und im Jahre 2010 publiziert).

Im Juli 2002 hat das Bundesministerium für Gesundheit die ⇒ *BUB-Richtlinien* im Wege einer »Ersatzvornahme« selbst geändert, wonach künftig eine substitutionsgestützte Behandlung auch bei einer manifesten Opiatabhängigkeit ohne weitere Begleiterkrankungen möglich ist und auch keiner speziellen Genehmigung mehr bedarf, sondern nur noch anzuzeigen ist. Im Oktober 2002 wurden die neuen BUB-Richtlinien vom Bundesausschuss der Ärzte und Krankenkassen verabschiedet. Damit scheint der Weg für eine bedarfsgerechte Substitutionsbehandlung frei zu sein, der »Sonderfall« Deutschland endgültig der Vergangenheit anzugehören. Die Originalstoffabgabe mit Diamorphin (⇒ *Heroin*) an ⇒ *Schwerstabhängige* ist seit 2002 im Rahmen des bundesdeutschen Modellprojekts zur heroingestützten Behandlung Opiatabhängiger erprobt. Mit breiter Mehrheit hat der Deutsche Bundestag am 28.05.2009 ein Gesetz beschlossen, das die rechtlichen Voraussetzungen für die Überführung der diamorphingestützten Behandlung in die Regelversorgung schafft.

http://www.indro-online.de/methageschichte.pdf

Hepatitis

Es wird geschätzt, dass zwischen 30 und 98% der Drogenbenutzer auch Träger des Hepatitis-C-Virus sind. Die Definition einer chronischen Hepatitis beinhaltet einen Krankheitsverlauf, der auch nach 6 Monaten noch nicht ausgeheilt ist. Zum größten Teil sind die chronischen Hepatitiden virusindiziert, weniger häufig autoimmun und damit die Leberschäden eine Folge von Alkohol-, Medikamenten- und Drogenkonsum. Am Beginn steht immer die Schädigung und Zerstörung der Leberzellen. Es werden die chronisch-persistierende und die chronisch-aktive Hepatitis unterschieden, wobei die chronisch-aktive durch lympho- und plasmazelluläre Infiltrate in den Portalfeldern mit Mottenfraßnekrosen und Ausbildung entzündlicher intralobulärer Zerstörung der Läppchenstruktur charakterisiert ist. In der Folge der Entzündung zeigt sich häufig eine Freisetzung insbesondere von Zytokinen und die Einwanderung von Leukozyten und Makrophagen in das Lebergewebe mit Entzündungszeichen im Körper: Es kommt zur Leukozytose, Fieber, erhöhter Blutsenkungsreaktion und Nachweis des C-reaktiven Proteins (CRP). Klinisch besteht meistens Leistungsminderung, Müdigkeit und eventuell vermehrte Reizbarkeit sowie Appetitlosigkeit. Druckschmerzen der Lebergegend, eventuell Arthralgien, im entzündlichen Schub eventuell Ikterus mit dunklem Urin, die Leber ist meist vergrößert und konsistenzvermehrt tastbar. Es bilden sich Leberhautzeichen wie glatte, rote Lackzunge, Lacklippen, Palmarerythem und Gefäßspinnen. Bei Frauen gibt es oft Regelblutungsstörungen und sekundäre Amenorrhöe, bei Männern Verlust der männlichen Sekundärbehaarung, Hodenatrophie und eventuell Gynäkomastie. Als Therapie ist das Weglassen aller potentiellen Lebernoxen wie Alkohol und Medikamente zu fordern, wobei die Opioidsubstitution fortgeführt werden kann. Spezielle Maßnahmen bestehen in einer Alpha-Interferon-Therapie. Weniger häufig treten neurotoxische Nebenwirkungen wie Depression, Geschmacksstörung, Verwirrtheit, Gedächtnisstörungen, Schwindel, Parästhesien, Polyneuropathien auf. Kontraindikationen sind Autoimmunhepatitis und dekompensierte Leberzirrhose, endogene Depression, Schwangerschaft, Thrombozytopenie, Leukopenie oder andere Autoimmunerkrankungen.

www.kompetenznetz-hepatitis.de

HIV/AIDS

Erreger der Immunschwächekrankheit ist das Retrovirus HIV (Human Immune Deficiency Virus). Es werden dabei die Virustypen HIV-1 und HIV-2 unterschieden. Sie variieren in Häufigkeit und Ausprägung. Das HI-Virus gehört zu den sog. RNS-haltigen Retroviren, die das Enzym Reverse Transkriptase besitzen und danach benannt sind. Das Virus ist lymphozytotrop und neurotrop, d. h., das Immun- und Nervensystem wird direkt geschädigt. Der HIV-Infizierte bildet zwar Antikörper gegen das Virus, diese führen aber nicht zu einer Viruseliminierung. Die Infektion verläuft in verschiedenen Stadien, wobei die letzte Phase starker Beeinträchtigungen, oft gekennzeichnet durch Infektionskrankheiten und Tumoren, als AIDS bezeichnet wird. Die weltweite HIV/AIDS-Epidemie betrifft derzeit etwa 40 Millionen Menschen. In Deutschland ist die Zahl der Betroffenen auch aufgrund der effektiv durchgeführten Präventionsmaßnahmen im europäischen und internationalen Vergleich relativ günstig. Unter den Übertragungen dominieren sexuelle und parenterale Infektionen. Unter i.v.-Drogenkonsumenten besteht ein hohes Infektionsrisiko durch Nadeltausch oder unsterile Injektionstechniken. Besonders in den letzten Jahren kam es unter ihnen zu einer zusätzlichen starken Durchseuchung mit ⇒ *Hepatitis-C-Viren*. Die höchste HIV-Inzidenz unter Drogenabhängigen war etwa um 1986 herum und damit um zwei Jahre später als bei homo- und bisexuellen Männern feststellbar. Die insbesondere in den letzten Jahren verbesserte Möglichkeit der antiretroviralen Therapie ist allerdings nicht in der Lage, die Eradikation des HI-Virus und damit die Heilung zu ermöglichen. Durch das Eingreifen der antiretroviralen Substanzen in den aktiven Replikationszyklus kommt es zwar zu einer Inaktivierung des HI-Virus, die Virus-RNS bleibt aber in den ruhenden Lymphozyten. Dies bedeutet die Gefahr der Aktivierung und Neuproduktion von Viren. Diese und andere immunologische Komplikationen sind derzeit nicht lösbar, ebenso wenig wie etwa der optimale Zeitpunkt des Beginns der Behandlung oder die strategischen Überlegungen zur Wahl und Abfolge des Medikamentenregimes. Letztlich ist derzeit eine Behandlung der HIV-Infektionen und in weiten Bereichen auch die Erhaltung des gesundheitlichen Status möglich. Viele der eingesetzten Medikamente führen zu Wechselwirkungen mit Substitutionsmitteln, da sie ebenfalls über ⇒ *Cytochrom P450* metabolisiert werden. Ein beschleunigter Abbau kann eine höhere Dosierung des Substitutionsmedikaments erforderlich machen.

www.deutschland.hiv-facts.net

Interaktion, medikamentöse

Sowohl im Bereich der Verordnung unterschiedlicher Medikamente im Verlauf der Substitution, als auch durch die eigeninitiativ gewählte Zufuhr von Substanzen kann es zu Interaktionen mit klinisch relevanten Folgen kommen. Diesbezüglich sind zunächst insbesondere die Intoxikationen zu nennen, deren Ursache in der Kombination von Alkohol und/oder Drogen, Benzodiazepinen und Substitutionspräparaten liegt. Alkohol, Barbiturate, Kokain und Benzodiazepine können die Metabolisierung von Methadon beschleunigen, d. h., der Nebenkonsum eines oder mehrerer dieser Mittel kann zu verkürzter Wirkdauer des Methadons führen. Andererseits addieren sich sedierende und letztlich atemdepressiv wirkende Faktoren, so dass eine Vielzahl der mit der Substitutionstherapie oder der Einnahme von Substitutionspräparaten in

Verbindung gebrachten Todesfälle auf eine solche Mischintoxikation zurückzuführen ist. Rifampicin und Phenytom beschleunigen als Enzyminduktoren den Metabolismus von Methadon, so dass teilweise exzessiv hohe Dosen und auch mehrfach tägliche Gaben notwendig sind. Substanzen, die den Urin ansäuern oder alkalisieren, können die Pharmakokinetik von Methadon beeinflussen. Anders und oftmals ebenso überraschend stellen sich Komplikationen im Bereich der notwendigen Medikation einer HIV-Infektion dar. Die dabei eingesetzten Protease-Inhibitoren können je nach Substanz zu einer, meistens aber eher geringgradigen, Wirkungsabschwächung oder auch Wirkungsverstärkung von Methadon führen. Die geschilderten Wechselwirkungen gelten prinzipiell in gleicher Weise auch für eine Komedikation mit Buprenorphin, sind hier insgesamt aber weniger stark ausgeprägt als bei Methadon. Insbesondere scheinen trotz nachweisbarer pharmakologischer Interaktionen mit Reduktion der Buprenorphin-Spiegel seltener klinische Entzugserscheinungen aufzutreten.

www.deutschland.hiv-facts.net

Interferon

Die bei Drogenkonsumenten häufig zu diagnostizierende ⇒ *Hepatitis-C-Infektion* ist eine meldepflichtige Entzündung der Leber, die durch eine Infektion mit dem Hepatitis-C-Virus (HCV) hervorgerufen wird. Die Übertragung erfolgt über das Blut. Selten wird HCV durch andere Körperflüssigkeiten wie Sperma oder Muttermilch übertragen. In 60–80% der Fälle führt die Hepatits C zu einer chronischen Hepatitis, d. h., die Erkrankung dauert länger als sechs Monate. Etwa 3% der Weltbevölkerung sind mit HCV infiziert. In Deutschland sind rund 0,7% der Bevölkerung Träger des Hepatitis-C-Virus. Bei einer genauen Analyse des HCV zeigte sich, dass es verschiedene Genotypen gibt, die mit den Ziffern 1 bis 6 bezeichnet werden. Diese unterscheiden sich in ihren Hüllproteinen. Die Genotypen werden wiederum in Subtypen, bezeichnet mit den Buchstaben a, b, c usw., untergliedert. In Deutschland sind die Genotypen 1a und 1b am häufigsten (ca. 70%), gefolgt von den Genotypen 2 und 3, während in Nord- und Zentralafrika z. B. der Genotyp 4 und in Vietnam sowie in Thailand der Genotyp 6 am häufigsten diagnostiziert werden. Nach einer Inkubationszeit von 2–24 Wochen kommt es in einigen Fällen zu einer akuten Hepatitis mit Symptomen wie Kopf- und Gliederschmerzen, Abgeschlagenheit und Appetitmangel. Etwa 30% der Infektionen verlaufen mild und heilen nach der akuten Krankheitsphase ohne bleibende Schäden aus. 70% der Infektionen werden jedoch chronisch und können langfristig zu Leberschäden wie Leberzirrhose oder Leberkarzinom führen. Eine Schutzimpfung gegen Hepatitis C ist zurzeit noch nicht verfügbar. Deshalb werden zur Vorbeugung einer Infektion allgemeine Vorsichtsmaßnahmen empfohlen. Die antivirale Therapie der Hepatitis-C-Infektion basiert auf der Verabreichung des Gewebshormons Interferon alpha (IFN-α) sowie dem Nukleosidanalogon Ribavirin. Die Behandlungsergebnisse unter dieser antiviralen Therapie konnten in den letzten Jahren erheblich verbessert werden, so dass im Vergleich zu ca. 10% Ansprechrate mit einer Interferon-alpha-Monotherapie die dauerhaften virologischen Ansprechraten (Sustained Virological Response, SVR) auf über 50% durch die Kombinationsbehandlung mit Peginterferon alpha und Ribavirin verbessert werden konnten. Bei Patienten, die mit den HCV-Genotypen 2 und 3 infiziert sind, werden derzeit dauerhafte Therapieerfolge von über 80% erreicht. Die Pegylierung des Interferons führt zu einer verlängerten Wirksamkeit, was zur Folge hat, dass es nur noch einmal wöchentlich verabreicht werden muss. Zur Behandlung der chronischen Hepatitis-C-Virusinfektion sind zwei pegylierte Interferone zugelassen: das Peginterferon alpha-2a und das Peginterferon alpha-2b.

www.hepatitis-c.de

Nebenwirkungen

Die Immuntherapie der Hepatitis C kann in ihrem längerfristigen Verlauf durch das hartnäckige Auftreten von Nebenwirkungen gefährdet werden. Anfänglich treten grippeähnliche Symptome mit Fieber, Schüttelfrost, Abgeschlagenheit sowie Kopf-, Glieder- und Knochenschmerzen sowie Magen-Darm-Probleme auf. Meistens verschwinden diese Beschwerden innerhalb der ersten 4–6 Wochen, können aber auch anhaltend bestehen bleiben. Depressive Störungen werden bei bis zu 30% der Behandelten beobachtet. Neurologische Beeinträchtigungen wie Polyneuropathie oder Krampfanfälle können ebenfalls auftreten. Insgesamt ist somit die Rate an Nebenwirkungen individuell unterschiedlich ausgeprägt und lässt sich nur schwer vorher einschätzen. Es kommt vermehrt zu Gewichtsverlust, Hautrötungen, Kopfschmerzen, Leistungsabfall, Migräne, Schlafstörungen und Stimmungsschwankungen. Insbesondere bei bekannten Vorerkrankungen, wie etwa Psychosen oder depressiven Störungen, sind Vor- und Nachteile der Behandlung mit dem Patienten eingehend abzusprechen und um die Hinzuziehung eines Psychiaters zu ergänzen. Vielfach ist vorab die Einnahme eines Antidepressivums [z. B. Citalopram (SSRI)] sinnvoll, um etwaige Stimmungsschwankungen bereits frühzeitig zu mindern.

Kinder von drogenabhängigen Eltern

Kinder und Jugendliche sind in ihrer Funktion als abhängige Mitglieder innerhalb des Familiensystems, ihrem Bedürfnis nach Aneignung von sozialen Verhaltensweisen unter Beachtung der in ihrer Umgebung vorhandenen Rollen und in ihrem Bemühen um geeignete Beziehungen mit Gleichaltrigen deutlich gefährdet, bestehenden Drogenkonsum in ihrer Umgebung gelegentlich oder dauerhaft zu übernehmen. Dabei spielt der Konsum innerhalb der eigenen Familie (⇒ *Elternschaft*) eine besondere Rolle.

Im Weiteren ist deutlich, dass Jugendliche mit substanzbezogenen Störungen, genauso wie Erwachsene, überzufällig häufig psychiatrische Erkrankungen, einschließlich altersspezifische Verhaltensstörungen, aufweisen. Da Jugendliche keine »kleinen Erwachsenen« sind, sind zur Diagnostik wie auch zur Behandlung von Missbrauch, Abhängigkeit und psychiatrischen Störungen, professionelle Helfer aus dem jugendpsychiatrischen und jugendpsychologischen Bereich erforderlich.

Bei der Behandlung drogenabhängiger Kinder und Jugendlicher sind auf der einen Seite eine Reihe von Behandlungsmodalitäten anwendbar, die sich auch im Erwachsenenbereich bewährt haben. Es handelt sich vor allem um kognitive Verhaltenstherapie, gruppen- und familientherapeutische Konzepte und in beschränkterem Maße auch um vergleichbare medikamentöse Hilfen. Andererseits ist bei Drogenabhängigen die seltenere Toleranzentwicklung, die seltenere und mildere Entzugssymptomatik und der fast regelhafte Polysubstanzmissbrauch ein deutlicher Unterschied. Wissenschaftliche Ergebnisse und entsprechende Studien in diesem Bereich liegen im deutschen Sprachraum nur spärlich vor, wobei aber eine Reihe von laufenden Projekten und Studien in den nächsten Jahren noch präzise Daten erbringen werden.

Die Frage, ob Opioidsubstitution bei Heroinabhängigkeit auch vor Erreichen des Erwachsenenalters zulässig und indiziert sei, ist medizinisch und juristisch noch offen.

Die Richtlinien der Bundesärztekammer und die BUB-Richtlinien sehen die Möglichkeit einer zeitlich begrenzten Substitution zum Übergang in eine drogenfreie Therapie vor.

Kokain

Kokain stammt aus der Coca-Pflanze, die im Wesentlichen in den Andenstaaten Südamerikas angebaut wird. Bereits 1859 wurde Kokain in Deutschland synthetisiert. 1884 fand es Eingang in die Schulmedizin als Therapeutikum bei der Entwöhnungsbehandlung von Alkoholikern und Morphinisten durch Sigmund Freud. Auch die lokalanästhetische Wirkung, insbesondere auf Schleimhäute, wurde damals entdeckt und in die operative Augen- und HNO-Heilkunde eingeführt. Die abhängigkeitserzeugende Wirkung wurde aber bereits von S. Freud um die Jahrhundertwende beschrieben. Kokain ist ein Alkaloid, das in einer Hydrochloridverbindung als weißes, wasserlösliches Pulver (sog. Schnee) auf dem illegalen Markt gehandelt wird. Als Lokalanästhetikum ist es in 1- bis 10%iger wässriger Lösung vorhanden. Kokain blockiert einerseits die Wiederaufnahme der Katecholamine Dopamin, Adrenalin und Noradrenalin aus dem synaptischen Spalt in die Nervenzelle und führt andererseits auch zu einer vermehrten Dopaminausschüttung im sog. zentralen Belohnungssystem des Gehirns.

Konsumiert wird Kokain in der westlichen Welt als Pulver über die Nasenschleimhäute durch Schnupfen (Sniefen) oder nach Auflösung im Wasser subkutan oder intravenös injiziert, teilweise auch in Mixturen mit Heroin, sog. Speedballs. Eine neuere Konsumform ist das Inhalieren von sog. Crack, das aus Kokainhydrochlorid durch Erhitzen mit Amonium oder Backpulver entsteht. Die Wirkung beginnt nach i.v.-Injektion innerhalb weniger Sekunden, beim Schnupfen nach 6–10 Minuten. Dauer der Wirkung: nach Injektion 15–30 Minuten (Kick), nach Schnupfen 1–2 Stunden. Crack wird in Pfeifen geraucht. Konsumenten bewerten die Wirkung von Crack als intensiver als die von Kokain. Historisch epidemiologisch ist bemerkenswert, dass Europa bereits drei Kokainwellen hinter sich hat, nämlich bei seiner Entdeckung Ende des letzten Jahrhunderts, vor dem 1. und zusätzlich vor dem 2. Weltkrieg. Während diese drei Wellen sich im Wesentlichen in abgeschlossenen Künstlerkreisen ausbreiteten, findet die heutige vierte Welle seit Ende der 70er Jahre mehr in einkommensärmeren Schichten und vor allem bei Jugendlichen Eingang. Die Verbreitung des Kokainmissbrauchs in Deutschland hat in den letzten Jahren deutlich zugenommen, ist absolut jedoch wegen einer hohen Dunkelziffer nicht präzis abschätzbar. Seit den 80er Jahren verbreitete sich der Konsum von Crack massiv in US-amerikanischen Großstädten. Ein zunehmender Crack-Konsum wird seit Mitte der 90er Jahre auch in Hamburg und Frankfurt am Main beobachtet. Kokain- und Crackkonsum sind oft Teil eines polytoxikomanen Konsummusters, z. T. auch bei gleichzeitiger Substitutionsbehandlung. Andere Kokain- und Crackkonsumenten grenzen sich durch inhalativen Konsum auch in ihrem Selbstwert gegenüber intravenös applizierenden Drogenabhängigen ab. Die Wirkung des Kokains führt zu euphorischer Grundstimmung mit Zunahme von Kontakt- und Risikofreude. Aktivitäts- und Rededrang nehmen zu bei parallel herabgesetzter Kritikfähigkeit. Bei weiterer Steigerung treten zunehmend Angst und Misstrauen auf, zuweilen begleitet von illusionären Verkennungen und Beziehungsideen. Der Zustand kann dann in eine Intoxikationspsychose übergehen. Nach Abklingen der Wirkung folgt oft eine Gegenreaktion in Form gedrückter Stimmung und vermehrten Schlafbedürfnisses. Dies kann zu erneutem Bedürfnis nach Substanzwirkung führen mit zunehmender Dosiserhöhung und Toleranzentwicklung. Daraus ergibt sich das typische Kokainkonsummuster, das sog. »Coke- Binging«. Werden mehrere Konsumzyklen hintereinander absolviert, kommt es eventuell zu völliger körperlicher und seelischer Erschöpfung mit mehrtägigen Abstinenzerholungsphasen. Psychische Komplikationen des Kokainkonsums treten in der sog. Kokainpsychose auf. Es kommt zu schweren Angstzuständen, Misstrauen und Beziehungsideen, teilweise zu Verfolgungswahn und lebhaften optischen, akustischen und gelegentlich auch taktilen Halluzinationen. Die Psychose tritt nicht am Beginn der Akutwirkung auf, sondern meist mit einer Latenz von mehreren Stunden. Unter den körperlichen Komplikationen ist die Wirkung auf das Gefäßsystem besonders wichtig: Durch Vasokonstriktion kann es zum plötzlichen Herzinfarkt oder schweren Herzrhythmusstörungen kommen, bei den peripheren Gefäßen in den Extremitäten zu disseminierten Thrombosen und Rhabdomyolyse (Muskelschädigung). Kokain kann auch die Krampfschwelle senken und damit zu zerebralen Krampfanfällen führen. Bei chronischem Konsum kommt es zur Toleranzentwicklung im Bereich Stimmungsaufhellung und Pulsbeschleunigung. Umgekehrt entwickelt sich auch eine Empfindlichkeitssteigerung für muskuläre Funktionen mit Entwicklung von stereotypen Bewegungen. Auch die psychische Wirkung führt über eine Empfindlichkeitssteigerung zur Entwicklung einer chronischen Psychose. Die Kokainvergiftung (Intoxikationspsychose) wird mit klassischen Neuroleptika (z. B. Haloperidol) behandelt. Die Behandlung der zerebralen Krampfanfälle erfolgt mit Benzodiazepinen/Tranquilizern. Wegen der depressiven Nachschwankungen wird im Entzug oft mit stimulierenden Antidepressiva behandelt. Medikamentöse und psychotherapeutische Strategien der abstinenzorientierten Behandlung werden derzeit wissenschaftlich geprüft. Eine abschließende Behandlungsempfehlung ist noch nicht möglich.

www.emcdda.europa.eu

Komorbidität, psychiatrische

Grundlage

Fehlende Berücksichtigung der psychiatrischen Komorbidität bei Diagnostik und Therapieplanung kann zu ungünstigem Behandlungsverlauf, erhöhter Abbrecherrate oder verlängertem Konsum psychotroper Substanzen führen. Bei einer Reihe opiatabhängiger Patienten kann entsprechend der »Self-medication-These« von Khantzian der Missbrauch psychotroper Substanzen als ein unzulänglicher Versuch der »Selbsttherapie« aufgefasst werden. Durch den kontinuierlichen Konsum von Opiaten oder anderen Drogen werden psychische Störungen häufig verdeckt und erst unter der Methadonsubstitution bei Reduktion des Konsums psychotroper Substanzen allmählich demaskiert. Der Versuch, bestimmte Drogen zur »Bekämpfung« psychischer Probleme oder zur Unterdrückung unerwünschter emotionaler Zustände einzusetzen, kann für etliche Patienten somit ein vorrangiges bewusstes oder unbewusstes Motiv des Drogenkonsums darstellen.

Prävalenz psychischer Störungen bei Opiatabhängigen

Von Regier wurde 1990 eine breit angelegte repräsentative Untersuchung veröffentlicht. Sie belegt, dass das relative Risiko für Drogenabhängige, an einer weiteren psychischen Störung zu leiden, im Vergleich zur Normalbevölkerung deutlich erhöht ist. Für Opiatabhängige betrug das relative Risiko, an einer zusätzlichen psychischen Störung zu leiden, das 6,7fache des Risikos für die Normalbevölkerung. Insbesondere die Prävalenz von depressiven Störungen, Persönlichkeitsstörungen und von Alkoholmissbrauch und -abhängigkeit war in der Gruppe der Drogenabhängigen im Vergleich zur Normalbevölkerung deutlich erhöht. Diese Befunde konnten in der am häufigsten und intensivsten untersuchten Gruppe der Methadonsubstituierten bestätigt werden. Aufgrund amerikanischer Untersuchungen gibt es begründete Anhaltspunkte, dass bei opiatabhängigen Frauen insbesondere Angststörungen und depressive Störungen, bei opiatabhängigen Männern Persönlichkeitsstörungen, vor allem auch antisoziale Persönlichkeitsstörungen deutlich überrepräsentiert sind. Diese Ergebnisse weisen darauf hin, dass opiatabhängige Frauen und Männer unterschiedliche psychosoziale und psychiatrische Therapieanforderungen aufweisen. Die Übertragbarkeit dieser Ergebnisse auf den deutschsprachigen Raum wird unter anderem durch die Befunde des nordrhein-westfälischen Methadon-Erprobungsvorhabens gestützt:

70% der methadonsubstituierten Patienten wiesen neben der Abhängigkeit andere psychische Störungen nach DSM-IV (diagnostisches und statistisches Manual psychischer Störungen) auf, vor allem Persönlichkeits-, depressive und Angststörungen. Bei 46% aller Patienten wurden Persönlichkeitsstörungen diagnostiziert. Der Schweregrad der psychiatrischen Komorbidität wurde zu jeweils etwa der Hälfte als »mittel« oder »schwer« eingestuft. Unter den Persönlichkeitsstörungen traten insbesondere die der Gruppe B (antisoziale Persönlichkeitsstörungen, Borderline-Persönlichkeitsstörungen, histrionische Persönlichkeitsstörungen und narzisstische Persönlichkeitsstörungen) häufig auf. Innerhalb der Persönlichkeitsstörungen der Gruppe B weist in amerikanischen Untersuchungen die antisoziale Persönlichkeitsstörung die häufigste Prävalenz auf, während in Untersuchungen des deutschen Sprachraums narzisstische und Borderline-Persönlichkeitsstörungen überwiegen.

Beginn und Verlauf der psychischen Erkrankungen

Drogenabhängigkeit und psychische Erkrankungen können in unterschiedlicher Weise in Verbindung stehen:

a) Die psychische Erkrankung (z. B. Borderline-Persönlichkeitsstörung oder Depression) kann die Entstehung der Drogenabhängigkeit mitbedingen.
b) Die psychische Erkrankung kann den Verlauf und die Schwere der Drogenabhängigkeit beeinflussen.
c) Die psychische Erkrankung kann als Resultat der Drogenabhängigkeit auftreten.

d) Drogenabhängigkeit und psychische Erkrankung können nebeneinander auftreten, ohne dass eindeutige Wechselwirkungen bestehen.

Mögliche Wechselwirkungen zwischen Entstehung und Verlauf der Drogenabhängigkeit einerseits und der psychiatrischen Komorbidität andererseits bedürfen der weiteren Erforschung. Nach heutigem Kenntnisstand geht bei einer Reihe der Patienten die psychiatrische Erkrankung der Drogenabhängigkeit voraus und bedingt deren Entstehung mit. Bei anderen Patienten sind psychische Störungen auch als Belastungsreaktion auf den mit der Drogenabhängigkeit verbundenen Lebensstil zu sehen.

Praktisches Vorgehen

Die hohe Inzidenz psychischer Störungen bei opiatabhängigen Patienten hat wesentlichen Einfluss auf die Anforderungen an die Gestaltung und Durchführung der ⇒ *Substitutionsbehandlung*: Psychische Anamnese und Erhebung des psychischen Befundes sind wesentlicher Bestandteil der ausführlichen diagnostischen Abklärung. Bei Verdacht auf Vorliegen einer psychischen Erkrankung sollte eine fachärztliche psychiatrische Diagnostik erfolgen. Wenn die Substitution bei niedergelassenen Ärzten durchgeführt wird, so muss sie häufig durch psychiatrische oder psychotherapeutische Mitbehandlung ergänzt werden. In Substitutionsambulanzen sollten in der Psychiatrie erfahrene Ärzte oder Psychologen zum Behandlungsteam gehören. Bei therapiebedürftiger psychiatrischer Komorbidität muss die psychiatrische Behandlung in den Therapieplan integriert werden Psychopharmakotherapie und Psychotherapie sollten hier nicht Alternativen, sondern als sich ergänzende Therapiebausteine gesehen werden. Da viele Studien darauf hinweisen, dass die psychiatrische Komorbidität zu ungünstigeren Therapieverläufen, erhöhter Abbrecherrate und häufigerem Vorkommen polyvalenten Drogenkonsums führen kann, stellt die psychiatrische Mitbehandlung einen sehr wesentlichen Baustein der Substitutionstherapie dar. Vor dem Hintergrund der individuellen psychiatrischen Komorbidität kann auch das Auftreten von Nebenkonsum häufig spezifische Bewertungen erfahren, die eine Intensivierung der Therapiemaßnahmen bedingen: Das Auftreten von ⇒ *Beikonsum* ist häufig durch innerpsychische Konfliktkonstellationen mitbedingt, in denen auf bekannte und eingefahrene Verhaltensmechanismen des Substanzkonsums zurückgegriffen wird. Das psychotherapeutische Gespräch kann hier Motivation zum Erlernen neuer Bewältigungsstrategien geben. Damit wird die Krise des Nebenkonsums zum Anstoß für neue Verhaltensstrategien und des Erlernens neuer Bewältigungskonzepte.

www.sucht-addiction.info/psychiatrische_komorbiditaet

Komorbidität, somatische

Die Bedingungen, unter denen Drogen konsumiert werden, führen zu einer jährlichen Sterblichkeit von bis zu 3% aller Konsumenten. Zusätzlich zu diesen tödlich verlaufenden Komplikationen ziehen sich etwa 70% der Konsumenten ⇒ *Hepatitis-C-Infektionen* und etwa 50% Hepatitis-B-Infektionen zu. Die ⇒ *HIV*-Durchseuchungsraten liegen bei durchschnittlich 20%. Diese Zahlen geben wieder, dass die Hälfte der Drogenkonsumenten unter erheblichen und vital bedrohlichen Erkrankungen leidet, wobei die nochmals komplizierende Situation zusätzlicher ⇒ *psychischer Komorbidität* noch nicht mit eingerechnet wurde! Mögliche Ursachen der hohen Infektionsrate und auch der für diese Altersgruppe außergewöhnlich hohen Sterblichkeit liegen vor allem in einem erschwerten Zugang zum medizinischen Hilfssystem, der unhygienischen und wenig selbstschützenden Lebensweise, der Mangelernährung und an Injektionsfolgen. Hier sind die unbekannte Konzentration der gekauften Drogen, infiziertes Besteck und Nekrosen bzw. Abszesse durch wiederholt unhygienische Verabreichung der Drogen zu nennen. Zu den somatischen Folgeerkrankungen des Drogenkonsums gehören auch Endokarditis und Tuberkulose. Hier finden sich zunehmend komplikationsreiche Verläufe und die Ursache vermehrter Todesfälle.

Konsumräume

Städte mit ausgeprägten offenen Drogenszenen wie Frankfurt und Hamburg haben in den neunziger Jahren die Initiative zur Einrichtung von Konsumräumen für Drogenabhängige ergriffen. Eine rechtliche Klarstellung ihres Betriebs erfolgte mit der Novellierung des Betäubungsmittelgesetzes (BtMG) im Jahr 2000.

Konsumräume gehören neben dem Spritzentausch und der substitutionsunterstützten Krisenhilfe zu den wichtigen Elementen einer gesundheitspolitischen Strategie, die auf eine Reduzierung der mit dem Konsum illegaler Suchtmittel verbundenen Risiken und Schädigungen zielt. Darüber hinaus wird mit der Verlagerung des Suchtmittelkonsums aus dem öffentlichen Raum in fachlich kontrollierte Einrichtungen eine Entlastung von den Erscheinungsformen offener Drogenszenen bezweckt.

Das Injizieren von Opiaten, Kokain und andern Substanzen birgt ein hohes Risiko der Überdosierung im Milligrammbereich sowie der Infektion und Sepsis infolge der Verwendung verunreinigter Drogen, verunreinigter Spritzen oder unsauberen Zubehörs. Konsumräume (Gesundheitsräume, Fixerstuben, Druckräume) bieten Drogenabhängigen eine Gelegenheit zum Konsum von ihnen mitgebrachter Suchtmittel unter fachlicher Aufsicht, hygienischen Bedingungen und ohne die hektischen und entwürdigenden Umständen des Konsums in der Szene, in Straßen und Hofeingängen oder Toiletten.

In der Regel stehen 6 bis 12 überwachte Injektionsplätze für zur Verfügung; es werden sterile Spritzen, sauberes Wasser und die benötigten Utensilien in hygienischem Zustand zur Verfügung gestellt. Das Personal ist für Notfallinterventionen geschult; kurzfristige ärztliche Hilfe ist sichergestellt. Die Bedeutung für die Drogennotfallprophylaxe geht aus einer bereits 1999 durchgeführten Erhebung über Notfallinterventionen in Frankfurter Konsumräumen und ihrem Umfeld hervor: Die Notfälle konnten meist durch Erste-Hilfe-Maßnahmen oder einen hinzugezogenen Arzt (500 Fälle) bewältigt werden – in 50 Fällen erfolgte eine stationäre Einweisung. In keinem Fall führte der Notfall zum Tode.

Der Betrieb von Konsumräumen wird in § 10a BtMG geregelt. Voraussetzung ist eine Erlaubnis durch die zuständige Landesbehörde auf Grundlage einer Rechtsverordnung des Bundeslandes, die Standards für den Betrieb vorschreibt und den Kreis der berechtigten Benutzer festlegt. Abhängige, »die sich erkennbar in einer substitutionsgestützten Behandlung befinden«, sind von der Nutzung der Konsumräume ausgeschlossen.

Kooperationsmodelle

Die somatisch-psychisch-soziale Komplexität des Krankheitsbildes Drogenabhängigkeit erfordert in der Regel für die substitutionsgestützte wie auch für die abstinenzorientierte Behandlung eine multidisziplinäre Zusammenarbeit von Ärzten, Suchttherapeuten und Sozialarbeitern. Auch das BtMG und die BtMVV sowie die Richtlinien der Bundesärztekammer setzen voraus, dass die Substitutionsbehandlung »im Rahmen eines umfassenden Behandlungskonzeptes erfolgt, das die jeweils erforderlichen psychiatrischen oder psychotherapeutischen Behandlungsmaßnahmen sowie die psychosozialen Betreuungsmaßnahmen begleitend einbezieht.«

Allerdings wird nur in den Ausnahmefällen eine strukturierte, kontinuierliche und fachlich qualifizierte Abstimmung zwischen substituierenden Arztpraxen und Beratungsstellen praktiziert. Suchtmediziner wie auch in der substitutionsgestützten Behandlung engagierte Suchtberater und Therapeuten haben stets darauf hingewiesen, dass der für eine wirksame Kooperation erforderliche Zeitaufwand ebenso wenig wie die erforderlichen personellen Kapazitäten bei der Regelung und Finanzierung dieser Behandlung berücksichtigt werden. Mit Unterstützung einiger Bundesländer und Kommunen sowie einzelner an der Qualitätssicherung der Opiatsubstitution interessierter KV-Bezirke konnten in den letzten Jahren beispielgebende Modelle der Kooperation zwischen Medizin, Psychotherapie und Einrichtungen der psychosozialen Betreuung entwickelt werden, die als Referenzmodelle für Kooperationsstandards dienen könnten. Diese Kooperationsmodelle müssen sowohl der örtlichen Infrastruktur als auch den Eigenheiten der behandelten Klientengruppen Rechnung tragen. Nachstehend werden einige erprobte Beispiele skizziert und Adressen für detailliertere Informationen mitgeteilt.

Kooperationsvereinbarungen zwischen Arztpraxen und Drogenberatungsstellen

Abhängig von den lokalen Gegebenheiten umfasst die Zusammenarbeit gemeinsame Qualifizierungsmaßnahmen zu Fragen der Suchtbehandlung, gemeinsame Fallbesprechungen von Ärzten und Drogenberatern, gemeinsame Leitung einer Substituiertengruppe oder auch Sprechstunden bzw. Präsenzzeiten des Sozialarbeiters in der Arztpraxis. In der Behandlungsvereinbarung mit dem Patienten wird die Zusammenarbeit im Verbund explizit festgehalten und das Einverständnis des Patienten mit einer Entbindung von der Schweigepflicht zwischen den Kooperationspartnern eingeholt.

Ärztliche Schwerpunktpraxen mit suchttherapeutisch qualifiziertem Personal für die Durchführung der psychosozialen Maßnahmen: Durchführung der Methadonsubstitution in einer suchtmedizinisch besonders erfahrenen Arztpraxis. Über finanzielle Förderung des Landes und der

Kommune wird Fachpersonal zur psychosozialen Betreuung in der Schwerpunktpraxis beschäftigt (Referenz: Suchthilfekoordinator der Stadt Stuttgart, E-Mail: u530141@stuttgart.de).

Substitutionsambulanzen mit interdisziplinären Teams von Medizinern, Suchttherapeuten und Sozialarbeitern: Bewährte Modelle in Hamburg, Nordrhein-Westfalen, Hessen und Bayern: Substitutionsambulanzen in Trägerschaft der Drogenhilfe oder der örtlichen Gesundheitsämter führen die Substitution auf Grundlage der BUB-Richtlinien oder besonderer kommunaler Finanzierungsmodelle durch. In Hessen erteilt die Kassenärztliche Vereinigung zu diesem Zweck eine kassenärztliche Teilermächtigungen zur Durchführung der Methadonsubstitution (Referenz: Qualitätssicherungskommission Substitution bei der Kassenärztlichen Vereinigung Hessen, Georg-Voigt-Str. 15, 60325 Frankfurt). Die Fachkräfte für psychosoziale Betreuung werden im Rahmen des Drogenhilfeetats von Land und Kommune finanziert oder im Rahmen kommunaler Regelungen zur Eingliederungshilfe (Referenz: Drogenhilfe Nordhessen. http://www.drogenhilfe.com/sam). In verschiedenen Städten des Bundeslandes NRW werden Substitutionsbehandlungen in Ambulanzen durchgeführt, sofern keine Kostenübernahme durch Krankenkassen nach BUB erfolgt. Die Finanzierung dieser Einrichtungen beruht jeweils auf kommunalen Regelungen zur Eingliederungshilfe.

Behandlungsverbund von Drogenberatungsstellen und Arztpraxen im Stadtteil und in ländlichen Gebieten: Methadonvergabe in der Drogenberatungsstelle. Beispiel: Drogenberatungsstellen des Suchthilfeverbundes Jugendberatung und Jugendhilfe in Frankfurt und im Main-Taunus-Kreis. Im Stadtteil oder in Landkreis tätige niedergelassene Ärzte bilden mit der für den Stadtteil oder das Kreisgebiet zuständigen Sucht- und Drogenberatungsstelle einen Behandlungsverbund. Die beteiligten Ärzte führen die tägliche Methadonvergabe in der Drogenberatungsstelle durch und organisieren über dieses Kooperationsmodell gleichzeitig die Wochenendvergabe für die in ihren Praxen und in der Drogenberatungsstelle substituierten Patienten. Die Kontinuität der Betreuung wird durch die Bildung von ärztlich-sozialtherapeutischen Behandler-Tandems« gewährleistet, die jeweils für eine feste Gruppe von Patienten zuständig sind. In regelmäßigen Fallbesprechungen erfolgt kollegiale Supervision, Therapiezielüberprüfung und Behandlungsplanung. Die Drogenberatungsstelle verfügt über eine kassenärztliche Teilermächtigung zur Durchführung von Substitutionsbehandlungen zu Lasten der GKV. Die im Rahmen des Behandlungsverbundes erbrachten ärztlichen

Leistungen werden gegenüber den Krankenkassen abgerechnet; die Tätigkeit der Ärzte wird durch den Suchthilfeträger über Honorarvertrag vergütet (Referenz: Suchthilfeverbund Jugendberatung und Jugendhilfe e.V. Frankfurt, http://www.drogenberatung-jj.de).

Bei der Behandlung von Abhängigen mit bestehender sozialer Integration und guter Behandlungs- und Veränderungsmotivation können Behandlungssettings, die die psychotherapeutischen und suchttherapeutischen Maßnahmen von der medizinischen Substitutionsbehandlung trennen, von Vorteil sein. Ein solches Setting mit geringen institutionellen Reglementierungen und Kontrollen kann, sofern die genannten Voraussetzungen bei den Patienten vorliegen, die Eigenverantwortlichkeit fördern und bietet gute Chancen für eine substitutionsgestützte psychotherapeutische Behandlung der Suchterkrankung.

Bei Abhängigen mit hoher Einbindung in die Drogenszene und hochgradiger Prägung des Verhaltens durch das Drogenmilieu sollten die therapeutischen und pädagogischen Gestaltungsmöglichkeiten eines integrierten medizinisch-sozialtherapeutischen Behandlungssettings gezielt genutzt werden: Verbindung der Methadonsubstitution mit lebenspraktischen Hilfestellungen wie Tagesaufenthalt, Übernachtungsangeboten, Betreutem Wohnen; Angebote zur Integration in ein von der Drogenszene distanziertes soziales Milieu, motivierende Initiativen des Behandlungsteams, Strukturierung durch Grenzen und Regeln, bei problematischem medizinischem und sozialem Verlauf der Maßnahme angemessene Formen der Konfrontation durch das Behandlungsteam (⇒ *Psychosoziale Betreuung, Indikationsstellung*).

Kostenträger

Kostenträger für die medizinischen Leistungen im Rahmen der Substitution sind die Krankenkassen. Ihre Kostenübernahme ist an zwei Voraussetzungen geknüpft:

- Die Substitutionstherapie muss auf Grundlage der BUB-Richtlinien durchgeführt werden und
- die zum Substitutionskomplex gehörenden ärztlichen Leistungen müssen durch einen Arzt erbracht werden, der über die vorgeschriebenen Qualifikationen (Fachkunde Suchtmedizinische Grundversorgung) und über eine entsprechende Abrechnungsgenehmigung der Kassenärztli-

chen Vereinigung verfügt. Die Leistungen müssen diesem Arzt in der Abrechnung gegenüber der Kassenärztlichen Vereinigung persönlich zugeordnet werden.

Für die Finanzierung und Bereitstellung der in der BtMVV und den BUB-Richtlinien vorgeschriebenen ggf. erforderlichen »psychosozialen Betreuung« fehlen einheitliche Zuständigkeitsregelungen. Eine Klärung über die Kostenzuständigkeit zwischen Krankenkassen und öffentlichen Haushalten ist derzeit nicht absehbar. Vor diesem Hintergrund werden die von der Suchthilfe geleisteten psychosozialen Hilfen überwiegend als freiwillige Leistungen durch die Kommunen und Gebietskörperschaften, ggf. mit Zuwendungen aus den Landeshaushalten, bestritten. Daneben können psychosoziale Betreuungsleistungen u. U. als Leistungen zur Eingliederungshilfe seelischer Behinderter – z. B. im Rahmen des Betreuten Wohnens – finanziert werden. In Hessen wurde die Grundlage dafür vom überörtlichen Sozialhilfeträger in einer Zusatzvereinbarung »Betreutes Wohnen für Menschen mit Behinderungen« zum Rahmenvertrag nach § 93d Abs. 2 BSHG/§ 79 SGB XII geschaffen.

Auf der Grundlage des SGB II wurden darüber hinaus Arbeitsgelegenheiten (AGH/»1-Euro-Jobs«) als spezifische Hilfen zur Arbeitsintegration für Substituierte und Suchtmittelabhängige errichtet.

Tagesstrukturierende Maßnahmen und Integrationshilfen für Abhängige werden außerdem mit Mitteln des Europäischen Sozialfonds finanziert.

Auf Grundlage der Vereinbarung Abhängigkeitserkrankungen kann die Kostenübernahme für übergangsweise substitutionsunterstützte ambulante und stationäre Entwöhnungsbehandlungen auch von den Leistungsträgern der medizinischen Rehabilitation (Rentenversicherung bzw. Krankenkassen) erfolgen. Voraussetzung dafür ist die Anerkennung eines entsprechenden Rehabilitationskonzeptes und der durchführenden Suchthilfeeinrichtung durch die Leistungsträger. Nach den bisherigen Erfahrungen wirken die Indikationskriterien für die übergangsweise substitutionsunterstützte ambulante und stationäre Rehabilitation Opiatabhängiger als außerordentlich restriktive Zugangsschwelle. Die Zielvorgaben der Leistungsträger sind mit den Realitäten der Substitutionstherapie nur in Ausnahmen vereinbar.

Für ausländische Drogenabhängige, die Sozialleistungen nach dem Asylbewerberleistungsgesetz erhalten, werden nur eingeschränkte medizinische Leistungen zur Behandlung akuter Erkrankungen und Schmerzzustände gewährt. Hier ist jeweils im Einzelfall eine Klärung erforderlich, ob eine Kostenübernahme für die Substitution im Rahmen des Asylbewerberleistungsgesetzes erfolgt.

Leberzirrhose

Die Leberzirrhose ist eine Zerstörung der Leber mit entzündlicher Fibrose und knotiger Regeneratbildung. Funktionelle Folgen stellen Leberinsuffizienz und portale Hypertension dar. Sie ist das Endstadium chronischer Lebererkrankungen. Die Läppchen- und Gefäßstruktur der Leber wird durch stetige, irreversible Schädigung zerstört und das Organ wandelt sich nachfolgend in narbiges Bindegewebe um. Diese narbigen Areale können mehr als 50% des gesamten Gewebes einer zirrhotischen Leber einnehmen. Als Folge ist die Durchblutung der Leber gestört und im Bereich der Pfortader staut sich das Blut vor der Leber: portale Hypertension. Die normalen Funktionen der Leber werden dabei eingeschränkt, was zu teilweise lebensbedrohlichen Komplikationen führen kann. Ursächlich sind hauptsächlich Alkoholabusus und Virushepatitis. Allgemeinsymptome sind Abgeschlagenheit, Leistungsminderung, Druck- oder Völlegefühl im Oberbauch, Übelkeit und Gewichtsabnahme über einen längeren Zeitraum. Klinisch sieht man Leberhautzeichen, z. B. Gefäßspinnen, Teleangiektasien, Palmar- und Plantarerythem sowie eventuell Ikterus mit Pruritus und Kratzeffekten, Weißnägel und Weißflecke sowie Dupuytren-Kontrakturen. Beim Mann kommt es oft zum Verlust der männlichen Sekundärbehaarung, Potenzstörungen und Hodenatrophie, da Testosteron verringert und Östrogen vermehrt ist. Bei der Frau treten Menstruationsstörungen und eventuell sekundäre Amenorrhöe auf. Die Leber ist oft vergrößert, verhärtet und eventuell mit höckriger Oberfläche zu tasten. Im weiteren Verlauf kommt es zu hepatischer Enzephalopathie und Leberausfallskoma durch mangelnde Entgiftung. Ursache dafür sind u. a. vermehrte Ammoniakbildung im Darm (durch gastrointestinale Blutungen, z. B. der Varizen, und nach eiweißreichem Essen oder bei Obstipation), außerdem die verstärkte Diffusion freien Ammoniaks ins Gehirn bei Alkalose, der verstärkte Eiweißkatabolismus bei fieberhaften Infekten, iatrogen bedingte Veränderungen z. B. durch die Therapie mit Benzodiazepinen, Sedativa, Analgetika, oder intensive Diuretikatherapie mit Hypovolämie. Die Therapie besteht in der kausalen Behandlung der Leberzirrhose, der

Beseitigung der auslösenden Faktoren wie gastrointestinale Blutung, Blutstillung und Darmreinigung, Absetzen von Diuretika und Sedativa, eventuelle Gabe von Benzodiazepinantagonisten und die Reduktion ZNS-toxischer Eiweißmetaboliten des Darms. In schweren Fällen von Leberzirrhose kann eine Lebertransplantation notwendig werden. Hierfür müssen bestimmte Kriterien erfüllt sein, die vom Transplantationszentrum festgelegt werden. Etwa 70% der transplantierten Lebern funktionieren nach einem Jahr, nach fünf Jahren sind es noch etwa 59%. Eine Lebertransplantation kann nicht durchgeführt werden bei Sepsis; Tumoren, fortgeschrittene Herz-Kreislauf-Erkrankungen oder ein positiver HIV-Nachweis verbieten eine Lebertransplantation ebenfalls. Eine eingeschränkte Indikation ergibt sich bei Patienten über 60 Jahre, ausgeprägter Nierenschädigung, Verschluss der Pfortader oder chronischem Alkoholmissbrauch. Eine erfolgreiche Transplantation ergibt sich einerseits aus der Operation selbst, andererseits aus der notwendigen Compliance des Patienten. Fehlende Patientenkooperation sowie psychische Erkrankungen wie Depressionen oder Psychosen können somit auch als relative Kontraindikationen betrachtet werden. Für substituierte Patienten gelten diese allgemeinen Kriterien und es werden weitergehende Bedingungen an die Einbringung in eine potentielle Empfängerliste geknüpft. Dabei ist eine stabile Substitution und die langfristige Beigebrauchsfreiheit Grundlage aller weiteren Überlegungen.

www.lebertag.org

Levomethadon

Levomethadon (auch L-Methadon oder R-Methadon) ist der gereinigte pharmakologisch wirksame Bestandteil des Opiats ⇒ *Methadon*. Es wurde im Jahr 1965 unter dem Namen L-Polamidon® als starkes Analgetikum ausgeboten und war eine Weiterentwicklung des Polamidon® (Methadon). Es wird oral, i.v., s.c und i.m. angewendet. In der Substitutionstherapie wird es seit Beginn dieser Behandlung in Deutschland angewendet, seit Februar 2001 ist es auch als L-Polamidon-Lösung zur Substitution auf dem Markt und wird in dieser Form als orales Medikament zur Opiat-Substitution verordnet. Levomethadon ist ein starkes Opioid mit ausgeprägter Lipophilie und exzellenter oraler Bioverfügbarkeit. Es werden keine aktiven Metabolite gebildet. Nach der oralen Gabe von Levomethadon erfolgt eine rasche Resorption, die jedoch nicht wie bei i.v.-Gabe zu einem plötzlichen Anfluten im Gehirn führt. Die analgetische Wirkung erfolgt opiatspezifisch über die m-Rezeptoren. Der analgetische Effekt wird durch die gleichzeitige Blockade am NMDA-Rezeptor-Kanal als auch durch Hemmung der Serotonin-Wiederaufnahme verstärkt. Nebenwirkungen sind Sedierung, Atemdepression (erst nach 4 Stunden einsetzend, bis zu 72 Stunden anhaltend!), Euphorie, Miosis, vermehrtes Schwitzen, selten Hypotonie, Tachykardie, Antidiurese und andere Opiatnebenwirkungen. In der Substitution werden die entsprechenden Heroinentzugssymptome unterdrückt (⇒ *Methadonsubstitution*). Zeichen einer Überdosierung sind Miosis, starke Atemdepression, Bewusstseinsstörung bis zum Koma, starker Blutdruckabfall, Tachykardie, abgeschwächte Reflexe und Hypothermie. Diese Wirkungen können durch ⇒ *Naloxon* aufgehoben werden. Da Levomethadon sehr lipophil ist, kann es zur Anreicherung in gut perfundierten Organen bei einem hohen Verteilungsvolumen von 34 Litern/kg kommen. Deswegen kann auch noch Wochen nach dem Absetzen des Levomethadons aus dem Fettgewebe protrahiert freigesetzte Substanz nachgewiesen werden. Ein stabiler Plasmaspiegel stellt sich nach etwa 4–5 Tagen ein. Die Plasmahalbwertszeiten schwanken zwischen 28 und 72 Stunden, verlängern sich im Alter und bei chronischen Lebererkrankungen. Die Substanz tritt in die Muttermilch (⇒ *Neugeborene*) über und überwindet die Plazentaschranke (⇒ *Schwangerschaft/Geburt*). In der Schwangerschaft darf das Medikament nur bei strenger Indikationsstellung angewendet werden. Der Abbau erfolgt hepatobiliär (⇒ *Cytochrom P450*), hauptsächlich über CPY3A4, aber auch über CPY2D6 und P450 1A2. Die Ausscheidung ist sowohl renal als auch biliär, dabei fast zur Hälfte als unveränderte Substanz. Levomethadon ist nicht dialysabel, wird jedoch im Falle von Niereninsuffizienz kompensatorisch biliär ausgeschieden. Es gibt sog. Schnellmetabolisierer, die trotz hoher Dosierung keine erhöhten Plasmaspiegel aufweisen. Spiegelbestimmungen oder Festlegungen von sog. Wirkspiegeln sind wenig sinnvoll, da interindividuell erhebliche Schwankungen bei den gemessenen Plasmaspiegeln auftreten. Derzeit gibt es keinen Nachweis eines kanzerogenen, teratogenen oder embryotoxischen Potentials. Zentral dämpfende und atemdepressive Substanzen können die zentralnervöse/atemdepressive Wirkung verstärken. Die gleichzeitige Gabe enzyminduzierender Substanzen wie Carbamazepin, Phenobarbital, Phenytoin oder Rifampicin (⇒ *Cytochrom P450*) führt zu einem verstärkten Abbau von Levomethadon und kann eventuell Entzugssymptome während der Substitution hervorrufen. Durch die gleichzeitige Einnahme von Antimykotika, Antiarrhythmika sowie Kontrazeptiva tritt eine Hemmung derselben Enzyme und damit eine Wirkungsverlängerung auf. Die in Verbindung mit der Behandlung HIV-infizierter Patienten gegebenen Proteaseinhibitoren führen bis auf Ritonavir (Norvir®), das eine Erhöhung der Tagesdosis von Levomethadon notwendig machen kann, klinisch kaum zu Interaktionen.

Minderjährige und Substitution

Während die Indikationen zur substitutionsgestützten Behandlung Opiatabhängiger für Patienten über dem 18. Lebensjahr klar definiert sind, werden für die Substitution jüngerer Opiatabhängiger jeweils individuelle Überlegungen anzustellen sein. Dennoch können für die Überlegung einer solchen Therapiemaßnahme Bedingungen formuliert werden, die bei der Beurteilung der Behandlungsmöglichkeiten und -risiken Beachtung finden sollten. Eine Opiatabhängigkeit muss zweifelsfrei festgestellt sein, da der episodische Heroinkonsum keine Grundlage für eine Substitutionsbehandlung darstellt. Als Entscheidungsgrundlage sollte eine multiaxiale Diagnostik nach ICD-10 herangezogen werden. Wie bei Älteren zu fordern, so ist auch hier klargestellt, dass das Behandlungsziel der Schadensminimierung sich nachweislich nicht auf anderweitige Weise erreichen lässt. Die Fachstellen der Jugend- und Suchthilfe müssen in einem Hilfeplangespräch mit eingeschlossen werden. Ein hochriskanter Konsum kann oftmals nicht durch eine Substitutionstherapie korrigiert werden, so dass ein mehrwöchiger stationärer Aufenthalt unter absteigender Dosierung des Substitutionsmittels mit dem Ziel der Abstinenz eine bessere Möglichkeit der Behandlung darstellt. Die enge Kooperation und Vernetzung zwischen medizinischem Bereich, Suchthilfe und Jugendhilfe ist erforderlich und sollte in gegenseitigem Einvernehmen verbindlich festgelegt und institutionalisiert werden. Ebenso ist ein Maßnahmenplan, der die Vorgehensweise von Justiz, Beratungsstellen, städtischen Ämtern und Medizinern regelt, sinnvoll. Der Umfang der Einbeziehung der Sorgeberechtigten sollte verbindlich im Hilfeplan festgelegt werden. Spezielle Beratung und Betreuung Jugendlicher in Drogenberatungsstellen mit und ohne Elterngruppen ist wünschenswert.

Nach den Richtlinien der Bundesärztekammer ist der substituierende Arzt bei Patienten unter 18 Jahren gehalten, unverzüglich mit Aufnahme der

Substitutionsbehandlung die patientenbezogene Dokumentation mit den jeweiligen Therapiekonzepten sowie den Behandlungsdokumentationen an die Substitutionskommission zur Prüfung zu übermitteln.

www.bas-muenchen.de

Morphin

Dieses Hauptalkaloid des Opiums wurde 1805 erstmals chemisch dargestellt. Zwei Jahrzehnte später begann die kommerzielle Vermarktung des Morphiums bei Merck/Darmstadt, ab 1946 auch synthetisch produziert. Es ist eine Einnahme als Tablette oder die Gabe als intravenöse/intramuskuläre Injektion möglich. Die zentralnervöse Wirkung bewirkt Analgesie, Schläfrigkeit und Stimmungsänderung, eine längerfristige Anwendung führt zur Abhängigkeit. Therapeutisch wird es vornehmlich zur Behandlung von Schmerzen genutzt. Seine Verordnung unterliegt der Betäubungsmittelverschreibungsverordnung (⇒ *BtMVV*). Auf dem Schwarzmarkt spielt es innerhalb der letzten Jahrzehnte nur noch eine untergeordnete Rolle. Als illegale Droge wird es oral, i.v., i.m., sublingual, intranasal, rektal und inhalativ konsumiert. Freies Morphin verlässt die Blutbahn sehr rasch und akkumuliert in parenchymatösen Organen wie Niere, Lunge, Leber und Milz. Seine Halbwertzeit beträgt 2–3 Stunden und kann bei älteren Personen etwas verlängert sein. Es wird durch Konjugierung mit Glukoronsäure abgebaut, danach finden sich geringe Mengen von Morphin in freier Form und größere Quantitäten als Metaboliten im Urin. Obwohl es nach etwa 6 Stunden aus dem Körper eliminiert ist, lassen sich Spuren noch nach über 48 Stunden nachweisen. Während der Schwangerschaft passiert es die Plazentaschranke, wodurch es bei dem Ungeborenen zu höheren Morphinplasmakonzentrationen als bei der Mutter kommt. Eine atemdepressorische Wirkung tritt bereits bei einer Dosierung von 2–4 mg, niedriger als in therapeutischer Dosis, auf. Die zentrale Atemlähmung tritt bei Erwachsenen nach 0,1 g bei parenteraler und nach 0,3–1,5 g bei peroraler Applikation auf. Säuglinge können schon nach 2–3 Tropfen Opiumtinktur vital bedroht sein. Akute Intoxikationen bewirken unter anderem Atemdepression, Bewusstlosigkeit, Miose, Lungenödem, Bradykardie und Herzstillstand. Der chronische Konsum ist von Obstipation, Appetitminderung, trockener und fahl-gelber Haut, Müdigkeit und Bradykardie begleitet.

www.suchtmittel.de, www.dhs.de

Motivierende Beratung/Motivationale Interventionen

Das von Rollnick und Miller begründete »Motivational Interviewing« (MI) wurde in den letzten 10 Jahren in vielen Praxisfeldern der Suchthilfe adaptiert und hat sich als eine Standardmethode der Suchtberatung etabliert. Die Methode basiert auf der Annahme, dass Menschen nicht änderungsresistent, sondern ambivalent sind und dass bei Suchtmittelabhängigen unterschiedliche Stadien der Veränderungsmotivation identifizierbar und mit geeigneten Methoden der Gesprächsführung beeinflussbar sind.

Im Gegensatz zu kontraproduktivem, weil Widerstand provozierendem direktivem Drängen, Konfrontieren und Argumentieren in Richtung einer Veränderung des Konsums, wie es oft von Angehörigen und Laien praktiziert wird, zielt MI darauf, durch die Reflexion des Konsumverhaltens und der Ambivalenz des Klienten die bei diesem vorhandenen Veränderungsoptionen und -potentiale zu erkennen und zu verstärken. Wesentlich ist dabei, dass der Klient alle Argumente selbst liefert, anstatt von Außenstehenden zu einer Verhaltensänderung überredet zu werden. In der weiteren Beratung sollen dann konkrete Ziele und Wege zur Zielerreichung herausgearbeitet werden.

Zu den Grundprinzipien des MI gehören:

- Empathie und respektvolles Zuhören sowie Akzeptanz des Klienten, seiner Einstellungen und Haltungen,
- Diskrepanzen zwischen aktuellem (Konsum-)verhalten und auf Veränderung zielenden Orientierungen und Absichten bewusst machen und weiterentwickeln,
- geschmeidig mit Widerständen umgehen,
- Selbstwirksamkeit fördern und damit die intrinsische Motivation stärken.

MI kann mit vergleichsweise geringem Aufwand als Beratungstechnik gelernt, trainiert und supervisiert werden. Die Methode wird bei Früh- und Kurzinterventionen zur Suchtberatung ebenso eingesetzt wie in langfristigen psychosozialen Betreuungsprozessen. Im Rahmen der bundesdeutschen Heroinstudie wurde die Motivationale Beratung in Kombination mit Case-Management bei der psychosozialen Betreuung der mit Diamorphin behandelten Studiengruppe sowie der mit Methadon behandelten Kontrollgruppe systematisch und kontrolliert eingesetzt und evaluiert.

Naloxon/Naltrexon

Naloxon (Narcanti®), 17-Normorphin, ist ein reiner Opiatantagonist mit starker Affinität zum m-Rezeptor. Er ist schnell wirkend mit nur kurzer Wirkdauer Bei Überdosierung von Opioiden injiziert, blockiert 1 mg Naloxon i.v. 25 mg Heroin für eine Stunde. Der Atemstillstand wird sofort behoben. Wegen der kurzen Wirkdauer besteht aber die Gefahr von erneutem Stillstand der Atmung oder, bei neuerlichem Konsum, von tödlicher Überdosierung. Daher ist eine mehrstündige Überwachung des Patienten erforderlich. Durch Naloxon werden Opioide von freien Rezeptoren im zentralen Nervensystem verdrängt, ohne dass dadurch pharmakodynamische (agonistische Wirkungen) auftreten. Allerdings ist das Auslösen akuter Entzugssymptome nach vorangegangenem chronischem Opiatkonsum möglich. In der Abstinenztherapie Opiatabhängiger wird hingegen die Substanz Naltrexon mit längerer Halbwertzeit eingesetzt. Vor einer Entwöhnungsbehandlung mit Naltrexon (Nemexin) sollte ein opiatfreies Intervall von 7–10 Tagen gesichert sein, das durch wiederholte Nachweise im Drogenscreening gesichert werden muss. Eine noch nicht erfolgte Opiatentgiftung ist eine Kontraindikation für den Behandlungsbeginn. Folgende Gefährdungen: Es besteht Lebensgefahr bei der Selbstverabreichung hoher Dosen von Opiaten unter Naltrexon-Gabe, da die opiatantagonistische Wirkung von Naltrexon durchbrochen werden kann: Gefahr einer lebensgefährlichen, opiatinduzierten Atemdepression mit Kreislaufstillstand. Es besteht Lebensgefahr bei der Selbstverabreichung auch relativ niedriger Dosen von Opiaten nach Absetzen von Naltrexon, da aufgrund einer Supersensitivität von Opiatrezeptoren Opiatwirkungen stärker ausgeprägt sein können. Naltrexon-Implantate, die den Wirkstoff von zwei Monaten bis zu einem Jahr lang freisetzen, können Rückfälle verhindern. Allerdings werden die recht großen Implantate nicht immer gut vertragen und der Patient muss innerhalb eines therapeutischen Gesamtkonzepts eingebunden sein, um etwaigen Komplikationen begegnen zu können.

www.gifte.de/Antidote/narcanti.htm, www.drogen-wissen.de

Naltrexon

Naltrexon ist ein Wirkstoff aus der Gruppe der Opioidantagonisten, der die Wirkung der Opioide aufhebt und ist in Deutschland zur medikamentösen

Unterstützung bei der psychotherapeutisch oder psychologisch geführten Entwöhnungsbehandlung ehemaliger Opiatabhängiger nach einer erfolgreichen Opiatentgiftung zugelassen (mind. 7 Tage opiatfrei). Naltrexon ist ein mehrere Tage wirksamer Antagonist der Opioide, im Handel als Nemexin® erhältlich. Es unterliegt der Rezeptpflicht. Naltrexon verhindert die Wirkung von Opioiden wie Heroin oder Morphin. Deshalb wird es in der (ambulanten) abstinenzorientierten Therapie Opiatabhängiger eingesetzt.

Als sehr häufige Nebenwirkungen sind Schlafstörungen, Angstzustände und gesteigerte Erregbarkeit beschrieben. Auch Bauchschmerzen, Übelkeit und Erbrechen, Gelenk- und Muskelschmerzen sowie Kopfschmerzen treten sehr häufig auf. Besondere Vorsicht ist bei Patienten mit eingeschränkter Leber- oder Nierenfunktion geboten. Bei gleichzeitiger Verwendung von Opiaten kann es zu einer tödlichen Überdosis durch verstärkte bzw. verlängerte Atemdepression kommen.

Auf eine erneute Heroineinnahme erfolgt nicht das erwartete Ergebnis. Für eine stabile Abstinenz ist eine Behandlung über mindestens sechs Monate erforderlich. Durch persönliches Erscheinen des Patienten oder durch Absprache mit dem sozialen Umfeld ist die regelmäßige Einnahme des Medikamentes sicherzustellen. Begleitend sind mindestens stützende Gespräche zur Bewältigung der aktuellen Lebenssituation notwendig.

http://www.pharmawiki.ch/wiki/index.php?wiki=Naltrexon

Narkoseentzug

Narkoseentzug (⇒ *Entzug;* Synonyme: Turboentzug, Ultrakurzentgiftung): Durch hochdosierte Gabe von Opiatantagonisten (⇒ *Naloxon/Naltrexon*) wird ein Opiatentzug ausgelöst, der jedoch in seiner intensivsten Phase vom Abhängigen nicht erlebt wird, da dieser sich während der akuten Antagonisierung in Narkose befindet. Dies soll zur Verkürzung der Entzugsdauer auf allenfalls wenige Tage sowie zur Linderung der Entzugsintensität führen. Diese Form der Entzugsbehandlung konnte sich nicht durchsetzen. Dies beruht unter anderem auf einem hohen Personal- und Kostenaufwand. Hinsichtlich schwerer Nebenwirkungen und der Ergebnisse bezüglich Therapieverlauf, Entzugssymptomatik und Haltequote erscheinen anderweitige Entzugsmethoden sinnvoller.

Neugeborene

Neugeborene von drogenabhängigen und auch substituierten Müttern (⇒ *Schwangerschaft*) können nach der Geburt Entzugserscheinungen zeigen, abhängig von der Substanz, die die Mutter eingenommen hat. Der Beginn ist unmittelbar bis etwa 1–2 Wochen nach Geburt. Es kommt vor allem zu Hyperaktivität, abnormem Schlafmuster, hohem Schreien, Tremor, Erbrechen, Diarrhöe, Gewichtsverlust und Unfähigkeit, an Gewicht zuzunehmen. Diese generalisierte ZNS-Erregung dauert etwa 4–6 Monate nach der Geburt an. Es lässt sich keine Korrelation zwischen z. B. der Methadonkonzentration im Serum des Neugeborenen und der Stärke des Entzugs herstellen. Ebenso wenig besteht eine Korrelation zwischen der Dosis der Mutter bei Geburt, ihrem Serumspiegel und dem Methadonspiegel des Neugeborenen. Respiratorische Insuffizienzen wurden nach Methadonexposition mehr als nach Heroinexposition beobachtet. Das »SIDS-Syndrom« (Plötzlicher Kindstod, ⇒ *Eltern*) ist unter drogenexponierten Kindern häufiger als unter nichtexponierten und unter jenen, die methadonsubstituierte Mütter haben, nochmals größer als unter jenen, deren Mütter Kokain konsumierten. Neuropsychologisch zeigten die meisten Kinder, die von substitutierten Müttern geboren wurden, Auffälligkeiten. So treten vor allem Schwierigkeiten in der frühen Sprachentwicklung, größere Ängstlichkeit, Aggression und Zurückweisung sowie niedriger IQ auf. »Methadonkinder« waren auffälliger als »Heroinkinder«. Die bisherigen und durchaus über lange Jahre gemachten Erfahrungen mit der Substitution schwangerer opiatabhängiger Frauen mit Methadon/⇒ *Levomethadon* werden derzeit um die Beobachtungen der wachsenden Zahl von Kindern ⇒ *Buprenorphin*-substituierter Frauen ergänzt. Hier können derzeit noch keine weiterreichenden Angaben über die Entwicklung der Neugeborenen gemacht werden. Lediglich die geminderten Entzugssymptome verweisen auf eine Alternative in der Substitutionsbehandlung Schwangerer, ohne dass mögliche Nachteile bisher beurteilbar sind.

www.g-netz.de, idw-online.de

Pankreatitis

Die Pankreatitis ist eine entzündliche Erkrankung der Bauchspeicheldrüse unterschiedlicher Genese. Ursächlich sind Infektionen, stumpfe Bauchtraumata, Operationen, Medikamente (hier muss insbesondere auf einige antiretrovirale Präparate wie z. B. DDI, Videx® geachtet werden), Schwangerschaft, Alkoholmissbrauch, Stoffwechselleiden oder Allergien. Es gibt auch idiopathisch vorkommende Formen. Es werden akut reversible von chronisch progredienten Pankreatitiden unterschieden. Die Symptomatik besteht in akutem oder akut rezidivierendem Oberbauchschmerz, gespanntem Abdomen, Schocksymptomatik, Fieber, Leukozytose, erhöhter Serumaktivität von Amylase und Lipase sowie Pankreasinsuffizienz. Die Diagnose erfolgt über das Labor mit Serum- und Urinamylase, die beide erhöht sind. Bei chronisch rezidivierenden Pankreatitiden können die Werte im Normbereich liegen! Die weitergehende Diagnostik besteht in Sonographie und Computertomogramm des Abdomens sowie der Überprüfung des Chymotrypsingehalts im Stuhl und der Stuhlfettausscheidung. Die Therapie der akuten Pankreatitis besteht in der Schockprophylaxe, Nulldiät, Schmerzbekämpfung (Ausnahme Morphin und dessen Derivate) und der eventuellen chirurgischen Intervention. Die chronische Pankreatitis wird mit Alkoholabstinenz, Hemmung der Pankreassekretion durch Calcitonin sowie eventuell der Substitution mit Pankreasenzympräparaten behandelt. Dieses Vorgehen wird auch bei Substituierten gewählt. Hierbei kommt der ⇒ *Schmerztherapie* eine besondere Bedeutung zu. Eventuell ist die Tagesdosis des Substitutionspräparats aufgrund der enormen Stressreaktion zu erhöhen. Die Wiedereinführung der Nahrung erfolgt durch einen Stufenplan: Stufe 1 – Nahrungskarenz, keine orale Nährstoff- und Flüssigkeitszufuhr; Stufe 2 – Kohlenhydrate; gesüßter Tee, Zwieback, Schleimsuppe; Stufe 3 – fettarmes Protein; Magermilchprodukte, Weißbrot, Fleisch und Fisch (fettarm); Stufe 4 – Ballaststoffe; ballaststoffreiche Lebensmittel, Kartoffeln, Gemüse, größere Portionen; Stufe 5 – Fettzulage in kleinen Portionen, Käse und Milch (fettarm), Ei, Fleisch und Fisch; Stufe 6 – leichte Vollkost, Vollkornprodukte, keine Rohkost, keine blähenden Gemüse und Hülsenfrüchte, 6–8 kleine Mahlzeiten, die schonend zubereitet sein sollten: Garen und Dünsten, Braten mit wenig Fett.

www.medizin-netz.de

Polytoxikomanie

Unter Polytoxikomanie (Mehrfachabhängigkeit; auch multipler Substanzmissbrauch) versteht man die abhängige Einnahme von mindestens drei Suchtmitteln über einen Zeitraum von mindestens 6 Monaten, wobei keine Substanz für sich allein den Konsum dominiert. Nach ICD-10 liegt vor allem ein chaotischer und wahlloser Konsum vor oder bestimmte Substanzbestandteile sind untrennbar vermischt. Die parallel verlaufenden Abhängigkeiten erfordern u. U. eine jeweils eigene Behandlung, wie z. B. bei Opiat- und Benzodiazepinabhängigkeit. Opiatabhängige sind oft auch abhängig von ⇒ *Benzodiazepinen*/Hypnotika, ⇒ *Alkohol* und ⇒ *Kokain*.

Polytoxikomanie ohne spezifische Behandlung gilt als Kontraindikation der ⇒ *Substitution* Opiatabhängiger. Deshalb wird in diesem Fall dem Beginn der Substitution eine sog. selektive Entgiftung vorgeschaltet. Diese muss meistens stationär erfolgen, um unerwartete Folgen von Entzugssyndromen rasch und gezielt auffangen zu können. Die Prognose bezüglich der mittelfristigen Abstinenz ist bei Polytoxikomanie schlechter als bei Einzelabhängigkeit.

http://de.wikipedia.org/wiki/Polytoxikomanie

Psychoedukation

Psychoedukation wird als begleitendes Verfahren zu medikamentösen und psychotherapeutischen Behandlungen angewendet. Sie hat ihre Wurzeln in der kognitiven Verhaltenstherapie und wurde als psychotherapeutisch-pädagogische Methode (»psychiatry« + »education«) im Rahmen der Therapie schizophrener Erkrankungen entwickelt. Seit den neunziger Jahren wurde sie in zahlreichen klinischen und sozialtherapeutischen Praxisfeldern adaptiert und findet heute Anwendung bei der Behandlung u. a. von Borderline-Persönlichkeitsstörungen, Angst- und Panikstörungen, Depressionen sowie als wirksame Methode zur Anleitung von Patienten und Angehörigen in der Psychosomatik und Psychoonkologie sowie bei der Behandlung von Diabetes und Essstörungen.

Auch in der Suchtberatung und Suchttherapie sind Informations- und Psychoedukationsgruppen für Patienten und Angehörige seit vielen Jahren etabliert: als Therapievorbereitung bei Alkoholabhängigkeit, in der ambulanten und stationären Rehabilitation von Abhängigen, in Raucherentwöhnungskursen und Angehörigenseminaren.

Eine systematische Anwendung und Evaluation von Psychoedukation als Methode der psychosozialen Betreuung unter der Substitution erfolgte erstmals in der 2002 bis 2004 durchgeführten bundesdeutschen Heroinstudie (⇒ *heroingestützte Behandlung*). Ein 12 Einheiten umfassendes psychoedukatives Gruppenprogramm wurde manualisiert (EPOS = Edukative Psychotherapie für opiatabhängige Substituierte) und mit Patienten der heroingestützten Behandlung sowie mit einer methadonsubstituierten Kontrollgruppe durchgeführt. Die Befunde der Studie geben Anlass, die verbreitete Skepsis gegenüber der Möglichkeit gruppenorientierter Arbeitsweisen in der ambulanten Behandlung und Betreuung von Drogenabhängigen, insbesondere auch im Rahmen der Substitutionstherapie und der psychosozialen Betreuung, zu revidieren.

Information – Kommunikation – Ressourcenaktivierung: Psychoedukation verbindet Informationsvermittlung mit der Förderung von Kommunikation und sozialen Kompetenzen und strebt eine Aktivierung von Ressourcen und Handlungspotentialen der Patienten an. In themenzentrierten Informationseinheiten wird das Wissen der Patienten über ihre Krankheit vertieft (Suchtverständnis/somatische, psychische und soziale Suchtfolgen) und durch Erfahrungsaustausch in der Gruppe mit dem eigenen Erleben verknüpft und integriert. Die verbesserte Einsicht in Mechanismen und Dynamik der Suchterkrankung und der Austausch in der Gruppe tragen zur emotionalen Entlastung und Reduktion von Ängsten bei. Informationen über Angebote und Navigation im Hilfesystem werden verbunden mit der Reflexion über Potentiale der Gruppenteilnehmer. Problemlösestrategien und Vorschläge zu Verhaltensänderung werden thematisiert und im Gruppengespräch reflektiert.

Förderliche Voraussetzungen für das Gelingen psychoedukativer Gruppen in der Zielgruppe sind nach den Erfahrungen der Heroinstudie:

- die Haltung der Gruppenleitung ist akzeptierend und unterstützend,
- die Gruppenleitung ist als Fachkraft im Gesamtbehandlungsprogramm tätig,
- das Gruppenangebot ist möglichst in die substituierende Einrichtung integriert,
- die Patienten werden im Rahmen der medizinischen und psychosozialen Einzelgespräche zur Teilnahme und Aufrechterhaltung ihrer Mitarbeit motiviert,
- die Patienten werden in der Psychoedukationsgruppe als Experten mit umfassenden Erfahrungen angesprochen und erleben sich nicht als Objekte einer Informationsveranstaltung,

- das Programm der Psychoedukationsgruppe ist transparent und mit überschaubaren und nachvollziehbaren Einheiten, klar definiertem Thema, Anfang und Ende gut strukturiert,
- die Psychoedukationsgruppe wird klar abgegrenzt von Ansprüchen, Erwartungen und Ängsten gegenüber einer »Gruppentherapie«.

http://www.heroinstudie.de/ergebnisse_manuale.html, http://www.fh-frankfurt.de/de/.media/isff/website/veranstaltung/herointagung/kuhn_herointagung_isff.pdf

Psychosoziale Betreuung

Indikationsstellung

Der Arzt hat insbesondere zu Beginn einer ⇒ *Substitutionsbehandlung* die Verpflichtung, die Notwendigkeit und den Umfang einer psychosozialen Behandlung zu prüfen. Dabei ist eine Einzelfallabschätzung unter Berücksichtigung der Biographie, der Verursachungskomplexe und der aktuellen Bedingungen des Patienten erforderlich. Indikatoren für eine psychosoziale Behandlung können sich u. a. ergeben:

- aus der Biographie der Patienten (z. B. fortwirkende traumatische Erlebnisse: Gewalt, Vergewaltigung, Suizidalität u. a. m.),
- fortwirkende (z. T. terminale) Erkrankungen (⇒ *HIV*, ⇒ *Hepatitis*, u. a. m.),
- dem Ausmaß an sozialer Verelendung und Desintegration (Dauer der ⇒ *Drogenkarriere*, Gefängniskarrieren, Einbindung in die Drogenszene und in drogenbestimmte Lebenskontexte (drogenabhängige Partner, Freunde usw.),
- gescheiterte Therapieversuche und ⇒ *Entzüge*,
- Grad aktueller psychischer Beeinträchtigungen bzw. ⇒ *psychiatrischer Komorbidität* und fehlender Lebensperspektiven.

Eine besondere Beachtung erfordern Patienten mit fortbestehenden und faktisch unzureichend therapierten psychischen Symptomen wie Depressionen, Angstzustände und psychotische Störungen. Solche psychischen Probleme können manchmal erst unter den Bedingungen der Substitution hervortreten (Demaskierung), da sie zuvor, z. T. unter hoher Dosierung mit ⇒ *Heroin* überdeckt worden sind. In diesem Zusammenhang sind insbesondere Strategien der Selbstmedikation mit Benzodiazepinen durch die Patienten zu berücksichtigen, die damit ihre Depressivität dämpfen. Bei solchen Diagnosen ist eine spezielle fachgerechte Behandlung erforderlich, da sonst die Chancen psychosozialer Behandlung nicht optimal genutzt werden können.

Auch wenn die Patienten relativ integriert in einem familiären und sozialen Kontext leben und in einem Beschäftigungsverhältnis stehen, kann eine psychosoziale Betreuung – z. B. als Krisenintervention – sinnvoll sein, um eine hinreichende Stabilität und Rückfallvermeidung zu erreichen. Dies ermöglicht den Patienten Erfolgserlebnisse, die für den Ablösungsprozess vom Drogenkonsum von sehr großer Bedeutung sein können.

Einen erheblichen Einfluss auf die Fortschritte während der Substitution hat die Motivation der Patienten, sich in der psychosozialen Betreuung aktiv zu engagieren. Eine solche Motivation stellt daher ein wichtiges Indikationskriterium für die psychosoziale Behandlung dar. Dabei sollte allerdings beachtet werden, dass die Motivation sich erst im Verlauf der Substitution ergeben kann. Daher gehört es zur ärztlichen Indikation, den sinnvollen Zeitpunkt für eine psychosoziale Behandlung zu bestimmen.

Unterstützung

Unter dem Oberbegriff »psychosoziale Betreuung« werden die sozialen, soziotherapeutischen und psychotherapeutischen Angebote und Maßnahmen zusammengefasst, die als Elemente eines integrierten suchttherapeutischen Behandlungsplanes zur Entwicklung und Stabilisierung der materiellen, sozialen und psychischen Situation der Patienten beitragen bzw. soziale und psychische Rehabilitationsprozesse initiieren und fördern sollen.

Sowohl die früheren NUB-Richtlinien, als auch die heute geltenden folgenden ⇒ *BUB-Richtlinien* gehen davon aus, dass das alleinige Auswechseln des Opiats durch ein Substitutionsmittel keine geeignete Behandlungsmethode darstellt. Sie fordern auf der Grundlage der jeweiligen Fassung der ⇒ *BtMVV* ein begleitendes Behandlungskonzept, das in einem umfassenden Sinne eine pyschotherapeutische Behandlung oder psychosoziale Betreuungsmaßnahme mit einbezieht. Allerdings werden über die Dauer und Intensität dieser Maßnahmen noch über die Kostenträger Aussagen getroffen. Ebenso wenig ist die Teilnahme an einer psychosozialen Behandlung Voraussetzung für die Substitution, wenngleich in den Richtlinien der Bundesärztekammer zur Durchführung der substitutionsgestützten Behandlung Opiatabhängiger formuliert wird, dass der Arzt zu Behandlungsbeginn und im weiteren Verlauf darauf hinwirken müsse, dass die erforderlichen begleitenden Maßnahmen in Anspruch genommen werden (⇒ *Richtlinien der Bundesärztekammer*). Insofern besteht ein Gestaltungsspielraum, der gemäß den spezifischen Anforderungen der einzelnen Patienten variiert werden kann.

Ist eine psychosoziale Betreuung indiziert, so ist deren Durchführung in der Regel mit einem nicht unerheblichen Zeitaufwand verbunden und sollte in einem Kooperationsverbund von Ärzten und psychotherapeutischen bzw. sozialtherapeutischen Fachkräften durchgeführt werden. Dazu bieten sich je nach den örtlichen Bedingungen an:

- Substitutionsambulanzen mit interdisziplinären Mitarbeiterteams,
- ärztliche Schwerpunktpraxen mit Fachkräften für psychosoziale Betreuung,
- Einrichtungen der Drogenhilfe mit integriertem Substitutionsangebot oder ⇒ *Kooperationsmodelle* zwischen Arztpraxen und Drogenberatungsstellen oder spezialisierten Einrichtungen für psychosoziale Betreuung.

Grundsätzlich ist zu berücksichtigen, dass die Substitution eine ambulante Therapieform ist, weshalb die aktuellen Lebensverhältnisse der Patienten einen erheblichen Einfluss auf den Fortgang der Therapie haben und in die Behandlung miteinbezogen werden müssen. Aufgrund dieser Bedingungen kommt es in der psychosozialen Betreuung häufig zu einem Wechsel von sozial- und psychotherapeutischen Ansätzen.

Sozialtherapeutische Ansätze stehen vor allem dann im Vordergrund, wenn die Wohn- und Einkommenssituation sehr problematisch ist und der Drogenkontext – Drogenszene, Stoffbeschaffung, drogenabhängige Partner und Freunde – noch dominant ist. Solange soziale Grundbedürfnisse nicht zureichend gewährleistet sind oder drogenbezogene Kontexte dies konterkarieren, ist eine ausschließlich psychotherapeutische Betreuung meistens nicht adäquat.

Psychotherapeutische Ansätze lassen sich vor allem dann systematisch realisieren, wenn die aktuelle Lebenspraxis der Patienten nicht mehr durch soziale Defizite geprägt ist. Dann sind psychotherapeutische Prozesse möglich, die denen einer ambulanten Abstinenztherapie vergleichbar sind.

Psychotherapie

Psychotherapie bezeichnet theoriegeleitete und methodische, v. a. sprachliche Interventionen zur Veränderung pathologischen Verhaltens und Erlebens. Der Stellenwert einer so verstandenen Psychotherapie im Rahmen einer Substitutionstherapie ist umstritten. Dole und Nyswander, die Initiatoren der Substitutionstherapie, hielten im Kontext einer metabolischen Theorie der Abhängigkeit die Substitution für ausreichend zur psychischen Stabilisierung der Abhängigen. Darüber hinaus bestehe nur ein Bedarf an sozial-rehabilitativen Maßnahmen. Andere Autoren stellten zwar psychiatrische Störungen wie Persönlichkeitsstörungen oder neurotische Entwicklungen bei Abhängigen fest, waren aber äußerst pessimistisch hinsichtlich der Zugänglichkeit und Eignung von Drogenabhängigen für psychotherapeutische Maßnahmen. Im Gegensatz hierzu belegte eine der bedeutsamsten Untersuchungen der Psychotherapieforschung (Woody 1983) die Wirksamkeit von manualisierten halbjährigen Einzelpsychotherapien bei Patienten in ⇒ *Methadonsubstitution*, nämlich einer psychodynamischen Fokaltherapie und einer kognitiv-verhaltenstherapeutisch orientierten Therapie. Zwischen den beiden Therapieformen bestand in dieser Studie kein Wirksamkeitsunterschied. Vorteile gegenüber sozialpädagogischen Hilfen von Drogenberatern ergaben sich insbesondere für durch Abhängigkeit schwer beeinträchtigte Patienten. Prädiktoren für einen Therapieerfolg waren v. a. affektive Störungen im Vergleich zur antisozialen Persönlichkeitsstörung. Inzwischen liegt auch eine kontrollierte deutsche Untersuchung vor, die eine Reduktion des Beigebrauchs von Substitutionspatienten in kognitiv-verhaltenstherapeutischer Gruppenpsychotherapie im Vergleich zu einer Kontrollgruppe ohne Psychotherapie belegt. Aufgrund der knappen Datenlage sind nur vorläufige Schlussfolgerungen möglich: Psychotherapie kann eine sinnvolle Ergänzung zur Substitution sein. Unter Berücksichtigung von ⇒ *psychiatrischer Komorbidität* und einer notwendigen basalen sozialen Stabilität der Patienten ist die Indikation wahrscheinlich nur bei einem Teil der substituierten Patienten gegeben. Es ist zweifelhaft, ob es in Deutschland hinreichend viele im Umgang mit Suchterkrankten erfahrene Psychotherapeuten für die ambulante Psychotherapie substituierter Patienten gibt. Die psychotherapeutische Nutzung der alltäglichen Kontakte mit den Substitutionspatienten im Rahmen der Vergabesituation wurde nur selten konzeptualisiert und noch nicht evaluiert.

http://nls-online.de/home/index2.php?option=com_docman&task=doc_view&gid=26&Itemid=69

Qualitätssicherung

Die Substitution Opioidabhängiger erfordert die Berücksichtigung einer großen Menge spezieller Vorgaben. Diese Anforderungen an den Arzt ergeben sich aus den einschlägigen Passagen des ⇒ *BtMG*, der ⇒ *BtMVV* und ärztlicher Richtlinien zur Ausführung der Substitution. Die multiprofessionelle Ausrichtung dieser Behandlungsform ist von Beginn an gewünscht und auch notwendig, so dass spezielle Merkmale einer qualitätssichernden Tätigkeit zu fordern sind. Da der Gesetzgeber von den im Gesundheitswesen tätigen Einrichtungen den Aufbau von Qualitätsmanagement-Systemen (QM-Systemen) fordert, stellt die Berücksichtigung dieser Vorgaben auch im Bereich der Substitutionstherapie einen Pfeiler der gesamten Tätigkeit dar. Dabei sind solche QM-Systeme, wie sie im internen Bereich zur Anwendung kommen und eine mögliche Optimierung der Abläufe in der Substitution bedingen, von jenen Systemen zur Qualitätssicherung zu unterscheiden, die von außen betrachtet und überprüfbar sind. Beispielhaft wurde eine solche Verknüpfung und die Implementierung eines QM-Systems in der Substitution, wie sie auch auf übrige Bereiche ärztlicher Tätigkeit erweiterbar ist, durch das bei der Ärztekammer Westfalen-Lippe angesiedelte Projekt ASTO (Ambulante Substitutions-Therapie Opiatabhängiger) umgesetzt. Hier kann anhand praxisorientierter Vorgaben zur Abwicklung der Substitution mit all ihren einzelnen Aspekten unter Einbindung unterschiedlicher Berufsgruppen und im Zuschnitt auf die jeweilige Praxissituation ein QM-System etabliert werden. Regional angesiedelte Arbeitsgruppen begleiten das Projekt in einem mehrjährigen Verlauf.

Ärztekammer Westfalen-Lippe, Beratungskommission Sucht und Drogen, Gartenstr. 210-240, 48147 Münster, Telefon: 0251/ 929-2601, -2649, E-Mail: anke.follmann@aeklw.de

Rehabilitation

Rehabilitation bezeichnet die Wiedereingliederung in das private und berufliche Leben nach Krankheit oder bei anhaltender Erkrankung. Rehabilitation ist ein zentrales Ziel der Substitutionsbehandlung Opiatabhängiger. Die Vergabe des Substitutionsmittels ist daher nur Teil eines vernetzten Angebotes, das auch rehabilitative Hilfen (Berufsberatung, Arbeitserprobung etc.) umfasst. Angesichts schwerwiegender Sozialisationsdefizite, z. B. keine abgeschlossene Schul- und Berufsausbildung, ist die Rehabilitation Opiatabhängiger oft eher der Versuch einer erstmaligen Eingliederung in die Berufswelt als ein Wiederanknüpfen an vor der Abhängigkeit bereits bestehende Arbeits- und Berufserfahrung. In der Vereinbarung »Abhängigkeitserkrankungen« (2001) zwischen Krankenkassen und Rentenversicherungsträgern ist eine Rehabilitation Drogenabhängiger auch während Substitutionsbehandlung ausdrücklich vorgesehen.

Die »Vereinbarung Abhängigkeitserkrankungen« der Krankenkassen und Rentenversicherungsträger vom 01.07.2001 legt Ziele, Indikationen, Verfahren und Qualitätsstandards für die ambulante und stationäre Rehabilitation fest. Für die Durchführung von ambulanter oder stationärer medizinischer Rehabilitation Abhängigkeitskranker können Einrichtungen anerkannt werden, die die nachstehenden Voraussetzungen und Qualitätsanforderungen erfüllen:

- wissenschaftlich fundiertes Therapiekonzept,
- integriertes Programm zur Betreuung Abhängigkeitskranker bzw. begleitende Hilfen im sozialen Umfeld,
- definierte Qualitätsstandards hinsichtlich der personellen Zusammensetzung und der sucht-/sozialtherapeutischen Qualifikationen der behandelnden Ärzte, Psychologen und Sozialtherapeuten,
- Anforderungen an Diagnostik, Behandlungsplanung und Behandlungsdokumentation.

Substitutionsunterstützte ambulante und stationäre Rehabilitation

Die Neufassung der »Vereinbarung Abhängigkeitserkrankungen« von Juli 2001 erlaubt die Durchführung der ambulanten und stationären Entwöhnungsbehandlung als medizinische Rehabilitation auch unter übergangsweisem Einsatz von Substitutionsmitteln, sofern eine abstinenzorientierte drogenfreie Rehabilitation aus medizinischen Gründen noch nicht durchgeführt werden kann.

Der substitutionsunterstützten ambulanten medizinischen Rehabilitation soll in der Regel eine sechsmonatige Substitutionsbehandlung vorausgehen. Es wird vorausgesetzt, dass die Patienten in der Vorbereitungsphase auf eine stabile Behandlungsdosis eingestellt wurden und dass Beigebrauchsfreiheit über einen Zeitraum von mindestens vier Wochen vor Beginn der Entwöhnungsbehandlung nachgewiesen werden kann (⇒ *Abstinenztherapie*).

http://www.sucht.de/ai/ai_1/Anlage4.html

Rente

Versicherte, deren Erwerbsfähigkeit dauerhaft gemindert oder weggefallen ist, haben, sofern sie die versicherungsrechtlichen Voraussetzungen erfüllen, Anspruch auf eine Rente wegen verminderter Erwerbsfähigkeit. Eine teilweise Erwerbsminderung besteht, wenn wegen Krankheit oder Behinderung auf nicht absehbare Zeit eine Erwerbstätigkeit von mindestens 6 Stunden täglich unter den üblichen Bedingungen des Arbeitsmarktes nicht möglich ist. Eine volle Erwerbsminderung liegt vor, wenn die Erwerbsfähigkeit auf dem allgemeinen Arbeitsmarkt auf weniger als drei Stunden täglich gesunken ist.

Die Erwerbsminderung wird durch einen sozialmedizinischen Sachverständigen aufgrund von vorgelegten Befunden oder eigener Untersuchungen festgestellt; ggf. werden fachärztliche Untersuchungen veranlasst. Der sozialmedizinische Sachverständige entscheidet, ob bzw. in welchem Umfang sich der Krankheitszustand des Versicherten auf die Erwerbsfähigkeit auswirkt; z. B. für wie viele Stunden am Tag eine Berufstätigkeit zumutbar ist und welche Arbeiten noch bausgeübt werden können.

Grundsätzlich gilt: ⇒ *Rehabilitation* hat Vorrang vor einem Rentenanspruch. Liegt das ärztliche Gutachten vor, wird zunächst geprüft, ob die Erwerbsfähigkeit durch Leistungen zur medizinischen Rehabilitation und/oder zur Teilhabe am Arbeitsleben wesentlich gebessert oder wieder hergestellt werden oder ob eine Erwerbsminderung abgewendet werden kann. Der Versicherte ist hier zur Mitwirkung – z. B. durch Teilnahme an einer Entwöhnungsbehandlung – verpflichtet.

Sofern nicht zu erwarten ist, dass die schon bestehende Erwerbsminderung durch eine Leistung zur medizinischen Rehabilitation oder zur Teilhabe am Arbeitsleben beseitigt werden kann, oder wenn die durchgeführte Rehabilitationsleistung keinen Erfolg hatte, kann der Rehabilitationsantrag durch den Leistungsträger in einen Rentenantrag umgedeutet werden. Nach Erteilung eines Rentenbescheids werden in der Regel Leistungen zur medizinischen Rehabilitation nicht mehr gewährt: Allenfalls sind Ermessensentscheidungen zu erwarten, falls durch die Maßnahme eine Wiederherstellung der Erwerbsfähigkeit zu erwarten wäre.

Bescheide über Renten aufgrund teilweiser oder vollständiger Erwerbsminderung können überprüft und geändert werden. Falls sich der Gesundheitszustand nachträglich gebessert bzw. der Versicherte einen seinem Leistungsvermögen entsprechenden Arbeitsplatz erlangt hat, kann der Rentenversicherungsträger überprüfen, ob tatsächlich noch eine Erwerbsminderung vorliegt, ob also die Voraussetzungen für den Rentenbezug unverändert erfüllt sind.

Über die versicherungsrechtlichen Voraussetzungen einer »Verrentung«, über die Anrechnung von Einkommen auf die Rente und über die Zumutbarkeit von Tätigkeiten auf dem allgemeinen Arbeitsmarkt sowie weitere Einschränkungen und Spezifikationen informieren die regionalen Auskunfts- und Beratungsstellen der Rentenversicherungsanstalten sowie eine Informationsreihe der Rentenversicherung (z. B. www.lva-hessen.de).

RMvV (= Richtlinie zu Untersuchungs- und Behandlungsmethoden der vertragsärztlichen Versorgung)

Die Richtlinie zu Untersuchungs- und Behandlungsmethoden der vertragsärztlichen Versorgung (kurz: Richtlinie Methoden vertragsärztlicher Versorgung) des gemeinsamen Bundesausschusses hat ab 01. April 2006 die frühere Richtlinie zur Bewertung medizinischer Untersuchungs- und Behandlungsmethoden (kurz: BUB-Richtlinie) abgelöst. Die Richtlinie regelt u. a. die substitutionsgestützte Behandlung Opiatabhängiger als Leistung der Gesetzlichen Krankenversicherung.

Vor allem wurden die verfahrensregelnden Bestandteile der alten BUB-Richtlinie zugunsten der sektorübergreifenden Verfahrensordnung, die am 1. Oktober 2005 in Kraft trat, gestrichen. Jedoch wurden die von der BUB-Richtlinie bekannten Anlagen A und B inhaltlich im Wesentlichen übernommen. Die Richtlinie orientiert sich an gesetzlichen Vorgaben insbesondere an der Betäubungsmittel-Verschreibungs-Verordnung sowie an den ⇒ *Richtlinien der Bundesärztekammer.* Sie definiert die Voraussetzungen zur Durchführung einer Substitutionsbehandlung in der vertragsärztlichen Versorgung, die Qualifikation der substituierenden Ärzte, Umfang und Inhalte des Behandlungskonzeptes sowie die erforderlichen Dokumentationspflichten.

Schmerztherapie

Bei der Schmerztherapie substituierter Patienten herrscht große Unsicherheit. Medikamentöse Stufenpläne, wie es sie für Schmerzpatienten gibt, sind für substituierte Patienten bisher nicht definiert worden. In der prä- und postoperativen Schmerztherapie bei methadonsubstituierten Patienten zeigen sich einige Besonderheiten, insbesondere bei opioidpflichtigen Schmerzbehandlungen. So hat man beobachtet, dass substituierte Patienten eine höhere Schmerzempfindlichkeit haben als andere und zudem schlechter auf Analgetika anzusprechen scheinen. Eine Analgesie allein durch die zur Substitution verwendeten Präparate reicht meist nicht aus und ist auch aus psychologischen Gründen nicht empfehlenswert. Daher muss zusätzlich ein Analgetikum gegeben werden. Eine Analgesie kann mit der Gabe von Morphin oder anderen starken Opiatanalgetika zusätzlich zu der sonst üblichen Tagesdosis von Methadon oder Levomethadon erreicht werden. Gemischt agonistisch-antagonistisch wirkende Präparate dürfen wegen der Gefahr, einen Entzug auszulösen, nicht gegeben werden. Deshalb steht Substitution mit Buprenorphin einer zusätzlichen Schmerztherapie mit z. B. Morphin oder anderen Opioiden entgegen. Die Schmerztherapie muss die Dauer der bisherigen Substitution, Art und Menge der zusätzlich eingenommenen Koanalgetika und vor allem die Schmerzsymptomatik berücksichtigen. Dabei kann eine um ca. 30–100% (!) höhere Dosierung der Analgetika als üblich erforderlich werden. Nichtopoidanalgetika wie z. B. Metamizol (Novalgin®) u. a. sollten zusätzlich gegeben werden. Wurden vor einer Operation zusätzlich zu Levomethadon/Methadon noch andere zentral wirksame Medikamente gegeben, so ist es erforderlich, diese Medikation schrittweise zu reduzieren bzw. über einige Tage hinweg in einer adäquaten Dosierung fortzusetzen und dann dem Befinden des Patienten anzupassen. Wichtig ist es, darauf hinzuweisen, dass Schmerzzustände auch bei Substituierten vorkommen, denn Methadon verliert mit der Gewöhnung seine analgetische Wirksamkeit. Schmerzen sind zunächst mit peripher wirksamen Analgetika zu therapieren. Sofern wegen der Schwere der Erkrankung Opiate eingesetzt werden müssen, ist darauf zu achten, dass keine Opiate mit antagonistischem Anteil verordnet werden (wie z. B. Buprenorphin Temgesic, Pentazocin oder Tilidin). Als Schmerzmittel eignen sich kurzwirksame Opiate wie Morphin (Morphin Merck, MSI, MST Sevredol u. a.) oder Hydromorphon (Dilaudid). Wie auch bei anderen

Schmerzpatienten, so sind substituierte Patienten unter Berücksichtigung allgemeiner Maßnahmen nach dem Stufenschema der WHO zu behandeln. Stufe 1: Nicht-Opioidanalgetika, Stufe 2: niederpotente Opioidanalgetika + Nicht-Opioidanalgetika, Stufe 3: hochpotente Opioidanalgetika + Nicht-Opioidanalgetika.

Schwangerschaft

Schwangere Opiatabhängige sollten aufgrund der sonst durch den Drogenkonsum zu erwartenden Probleme substituiert werden. Erfahrungen mit ⇒ *Levomethadon/Methadon* liegen in großer Zahl vor, auch zu Buprenorphin gibt es mittlerweile erste Untersuchungen. Ziel der Substitution in der Schwangerschaft ist primär die Vermeidung von Komplikationen für Mutter und Kind bei sozialer Stabilisierung der Patientin. Ein umfassendes ⇒ *Case-Management* unter Zusammenarbeit aller betroffenen Stellen (z. B. durch Frauenkliniken) erscheint hier besonders wichtig.

Im Verlauf der Schwangerschaft können die Patientinnen zwischen der 14. und 34. Woche eventuell von Opiaten entgiftet (⇒ *Entzug*) werden, da dann das Risiko einer Fehl-/Frühgeburt gegenüber den sonstigen Zeiträumen gemindert ist. Der Konsum von ⇒ *Kokain*, ⇒ *Cannabis*, Amphetaminen, ⇒ *Alkohol*, Medikamenten und ⇒ *Nikotin* sollte der Eigenschaft der jeweiligen Substanz entsprechend unmittelbar oder schrittweise beendet werden.

Vielfach hat es sich als tragfähiger erwiesen, opiatabhängige Frauen während der Schwangerschaft und in der Zeit danach mit ⇒ *Levomethadon/Methadon* zu substituieren, da die Entzugsbehandlung während der Schwangerschaft nicht risikofrei ist und Rückfälle eine wiederholte Gefährdung für Mutter und Kind darstellen. Die Substitution kann vor Rückfällen schützen und somit zu einem geringeren Risikopotential beitragen. Die Tagesdosis von Levomethadon/Methadon muss zur Vermeidung beeinträchtigender Wirkungen auf den Fetus geteilt und möglichst niedrig gewählt werden, dennoch ist immer die Zufriedenheit der Mutter ausschlaggebend für die Dosishöhe. Wenn eine Reduktion der Dosis angestrebt wird, sollte das zwischen der 14. und 34. Woche erfolgen. Angestrebt wird dies, um dem Kind ein NES (neonatales Entzugssyndrom) und eine Liegezeit in der Neonatologie zu ersparen. Das Geburtsgewicht der Kinder, die von methadonsubstituierten Frauen geboren wurden, ist höher als jenes, das von Kindern heroinkonsumierender

Frauen erreicht wird, allerdings niedriger als bei anderen Geburten – möglicherweise ist Letzteres auch auf den Nikotinkonsum zurückzuführen. Potentielle gesundheitliche Komplikationen mit Methadon/Levomethadon substituierter Schwangerer sind vielfältig untersucht. Methadon ist plazentagängig. Über intrauterine und postnatale Wachstumsverzögerungen bei Kindern methadonbehandelter Mütter wurden unterschiedliche Studienergebnisse veröffentlicht. Unbestritten sind Entzugserscheinungen bei Kindern, deren Mütter bis zuletzt Methadon genommen haben. In vielen Zentren wird daher versucht, die Substitution einige Wochen vor der Geburt zu beenden. Hierbei muss jedoch das Risiko eines Rückfalls in die unkontrollierte Opiatabhängigkeit gegen das Risiko kindlicher Entzugserscheinungen bei stabiler Substitution mit Methadon abgewogen werden. Methadon wird mit der Brustmilch ausgeschieden. Die Wahrscheinlichkeit wirksamer Konzentrationen soll jedoch gering sein. Es zeigen sich keine chromosomalen Schäden oder erhöhtes Auftreten sonstiger Schäden bei den Neugeborenen. Allerdings weisen Feten methadonbehandelter Mütter herabgesetzte Herzraten und eine geringere Frequenz ihrer Bewegungen auf. Vor allem das Neugeborenenentzugssyndrom (⇒ *Neugeborene*) bedarf einer intensiven medizinischen Behandlung. Im Langzeiteffekt des Methadons auf Kinder sind vor allen Dingen neuropsychologische Auffälligkeiten und Verhaltensstörungen nicht auszuschließen, sie sind in ihrer Auswirkung aber noch nicht hinreichend untersucht. Als bisher noch nicht abschließend untersuchte medikamentöse Alternative in der Opioidsubstitution hat sich die Verordnung von Buprenorphin herausgestellt. Dabei wird vor allem auf die seltener auftretenden Entzugssymptome beim Neugeborenen verwiesen. Größere Zahlen an beobachteten Kindern unter einer solchen Behandlung stehen hier allerdings noch aus. Zur Vorsicht ist auch aufgrund möglicher teratogener Risiken zu raten.

www.optikur.de

Schwerstabhängige

Als »Schwerstabhängige« werden in der öffentlichen Diskussion und in Fachpublikationen Suchtkranke bezeichnet, deren langjährige Abhängigkeit von Alkohol oder illegalen Drogen mit schweren gesundheitlichen und psychosozialen Störungsbildern einhergeht. »Schwerstabhängige« in diesem Verständnis sind gekennzeichnet durch meist hochdosierten und polyvalenten

Suchtmittelkonsum und schwere gesundheitliche und psychische Probleme, fortgeschrittene soziale Desintegration und erhebliche justizielle Belastungen. Aufgrund ihrer geringen Compliance werden sie von Behandlungs- und Hilfeangeboten nicht oder nur mit geringem Erfolg erreicht. Allerdings ist der Begriff »Schwerstabhängige« weder als medizinische Diagnose noch als Maßstab für den Schweregrad psychosozialer Störungen hinreichend klar definiert. Zur präziseren Erfassung und Abgrenzung von anderen Ausprägungen der Suchterkrankung wird in der fachwissenschaftlichen Diskussion die Diagnose »Chronisch mehrfach beeinträchtigte Abhängige von psychotropen Substanzen« (CMA) verwendet.

Selbsthilfe

Die Suchtkranken-Selbsthilfe hat sich in den vergangenen dreißig Jahren bundesweit sowohl in Großstädten als auch in Kleinstädten und in ländlichen Gebieten flächendeckend verbreitet und zugleich nach verschiedenen Ziel- und Betroffenengruppen ausdifferenziert. Sie bildet inzwischen neben der professionellen Suchtkrankenhilfe eine eigenständige und hoch wirksame Hilfestruktur. Ihr Schwerpunkt liegt nach wie vor im Bereich der Alkoholabhängigkeit. Von überregionaler Bedeutung sind insbesondere die Anonymen Alkoholiker (AA) und die in den Selbsthilfeverbänden »Kreuzbund«, »Guttempler« und in den »Freundeskreisen der Suchtkrankenhilfe« zusammengeschlossenen bzw. von diesen initiierten Selbsthilfegruppen. Diese sind überwiegend aus der Nachsorge heraus entstanden, engagieren sich jedoch auch in der Suchtprävention, in der Beratung von Angehörigen und bei der Vorbereitung und Motivierung von Abhängigen zur Suchttherapie.

In der Traditionslinie der Anonymen Alkoholiker und ihrer spirituell fundierten Selbsthilfe-Philosophie der »12 Steps« stehen AL ANON als Selbsthilfe von Angehörigen Suchtkranker und AL ATEEN als Selbsthilfe von Kindern Suchtkranker sowie die NARCOTICS ANONYMOUS (NA), die zahlenmäßig und in der überregionalen Verbreitung wichtigste Selbsthilfebewegung von Drogenabhängigen. Die NA bieten in einigen Städten zusätzliche themen- und problemzentrierte Meetings (z. B. für HIV-infizierte Drogenabhängige, Männer-Meeting, Frauen-Meeting) zur Bearbeitung besonderer Problemlagen oder geschlechtsspezifischer Themen. Ebenfalls aus den Anonymen Alkoholikern hervorgegangen ist »Synanon« als Modell und

Organisation für selbstorganisierte und selbstverwaltete Lebens- und Arbeitsgemeinschaften von Drogenabhängigen.

Speziell an Eltern richtet sich das Angebot der Elternkreise drogengefährdeter und drogenabhängiger Jugendlicher. Diese Selbsthilfegruppen gibt es in vielen größeren und kleineren Städten.

Die Suchtkranken-Selbsthilfe bietet einen Sofortzugang ohne bürokratische Hürden und ohne Terminvereinbarungen zu ihren Meetings und Gesprächskreisen. Kontakttelefone und Kontaktadressen (s. unten) und persönliche Patenschaften dienen der Erleichterung der Kontaktaufnahme. Verschwiegenheitsregeln und die Möglichkeit zur anonymen Teilnahme stellen den Vertrauensschutz sicher.

Die Wirkung von Selbsthilfegruppen basiert auf der Betroffenenkompetenz und auf der gegenseitigen Akzeptanz und Solidarität ihrer Mitglieder. Selbsthilfegruppen bieten bewährte, manchmal ritualisierte Formen für die Mitteilung persönlicher Krankheitserfahrungen und der im Genesungsprozess entwickelten Bewältigungskompetenzen. Diese gewinnen Beispielscharakter bei der Entfaltung und Stabilisierung neuer Lebensorientierungen und bei der Bewältigung von Rückfallkrisen. Als suchtmittelfreie soziale Netzwerke übernehmen Selbsthilfegruppen eine stützende Funktion bei der Überwindung sozialer Isolation und Ausgrenzung. Ihr Unterstützungsnetzwerk umfasst Gesprächsgruppen und Meetings, oft auch Freizeitaktivitäten oder Vermittlung weiterführender sozialer Hilfen, z. B. Schuldnerberatung. Bundesweite und sogar europa- und weltweite Treffen, Aktionstage und Konferenzen verbinden die lokalen Selbsthilfegruppen zu einer überregionalen Hilfestruktur und Selbsthilfebewegung, die sich teilweise auch gesundheits- und gesellschaftspolitisch positioniert und politische Lobbyarbeit für Suchtkranke leistet. (Letzteres gilt nicht für AA/NA-Gruppen. Zu ihren Prinzipien gehört die konsequente finanzielle und organisatorische Unabhängigkeit und der Verzicht auf gesellschaftliche und politische Einflusspositionen.)

Die »klassische« Suchtkranken-Selbsthilfe ist abstinenzorientiert. Substitutionsgestützte Behandlungsansätze und auf Harm Reduction zielende gesundheitspolitische Initiativen und Maßnahmen wie Spritzenvergabe, Konsumräume, kontrollierte Verschreibung von Betäubungsmitteln wurden und werden überwiegend als »Kompromissstrategien«, die im Suchtmittelkonsum verharren, ignoriert oder abgelehnt.

Selbsthilfeinitiativen von Substituierten, die begleitend zur substitutionsunterstützten Behandlung Freizeitaktivitäten, Arbeitsprojekte und stabilisierende soziale Netzwerke organisieren, bilden sich vereinzelt im Behandlungskontext von Substitutionsambulanzen und Schwerpunktpraxen, z. T. mit Unterstützung von suchtmedizinisch engagierten Ärzten und Fachkräften der psychosozialen Betreuung. Allerdings mangelt es ihnen überwiegend an längerfristiger Kontinuität, an einer tragfähigen und orientierenden Philosophie und »Methode« der Gruppenarbeit und an überregionaler Vernetzung. Eine Öffnung der NA-Bewegung für Substituierte oder eine gezielte »Entwicklungshilfe« der verbandlich organisierten Suchtkranken-Selbsthilfe wäre sicher auch für den substitutionsunterstützten Weg der Suchtbewältigung wünschenswert.

In dezidierter Abgrenzung gegen die abstinenzorientierte »klassische« Suchtkranken-Selbsthilfe sind seit den achtziger Jahren Selbsthilfegruppen von Substituierten und Drogenkonsumenten entstanden, die sich im Sinne einer »akzeptierenden Drogenpolitik« positionieren und eine Gesundheitspolitik fordern, die vorrangig eine Minderung der gesundheitlichen und sozialen Folgen der Drogenprohibition anstrebt. Ihre Aktivitäten konzentrieren sich auf die Propagierung von »Safer-Use-Regeln« und auf die zielgruppenorientierte Informationsarbeit zur Risikominderung beim Konsum von Suchtmitteln. Ihre Öffentlichkeitsarbeit zielt im Sinne einer Lobby-Politik von Betroffenen auf die Verbesserung der gesellschaftlichen Akzeptanz von Suchtmittelkonsumenten und auf die Förderung der Voraussetzungen und Rahmenbedingungen für Maßnahmen der »harm reduction«. Ihre überregionale Koordination erfolgt durch ein »Bundesweites Selbsthilfenetzwerk der Junkies-Ehemaligen-Substituierten« (JES).

- Informationen zu Selbsthilfegruppen bietet die Nationale Kontakt- und Informationsstelle zur Anregung und Unterstützung von Selbsthilfegruppen (NAKOS), http://www.nakos.de/site/
- Abstinenzorientierte Suchtkranken-Selbsthilfe: Internetadressen und Kontaktadressen Narcotics Anonymous: http://www.narcotics-anonymous.de/, Narcotics Anonymous – Meetings in deutschen Städten: http://www.narcotics-anonymous.de/meeting/meetingsstaedte.php
- Bundesverband der Elternkreise drogengefährdeter und drogenabhängiger Jugendlicher e.V., http://www.bvek.org/
- Selbsthilfe-Initiativen mit Orientierung auf »akzeptierende Drogenpolitik«: Internetadressen und Kontaktadressen http://jes.aidshilfe.de/
- Bundesverband der Eltern und Angehörigen für akzeptierende Drogenarbeit e.V., http://www.akzeptierende-eltern.de/

Substitution mit Buprenorphin

Als Alternative zur Substitution mit Methadon oder Levomethadon können Opiatabhängige mit Buprenorphin behandelt werden. Im Jahre 2000 wurde mit Subutex® eine Sublingualtablette für die Opioidsubstitution eingeführt, nachdem vor allem in Frankreich und den USA bei einer Vielzahl von Opiatabhängigen gute Erfahrungen gemacht worden waren. Berichte von Patienten, die mit ⇒ *Buprenorphin* behandelt werden, schildern wenige oder gar keine Entzugssymptome, eine Verringerung des Stoffhungers und den Rückgang von Heroinkonsum bis zu dessen Beendigung. Die Indikation für Buprenorphin in der Substitution bei Opioidabhängigen besteht vor allen Dingen in der Überbrückung bis zum Entzug und in einer Erhaltungsbehandlung in niedrigeren Dosisbereichen. Aufgrund der schwächeren Wirkung (Ceiling-Effekt) soll es für die Erstsubstitution nur bei erst seit kürzerer Zeit heroinabhängigen Patienten verordnet werden. In der Opiatentzugsbehandlung kann die Tagesdosis wegen der pharmakologischen Eigenschaften des Buprenorphins rascher reduziert werden.

Die durchschnittliche Tagesdosis von Buprenorphin in der Substitution liegt bei etwa 12 mg mit der Tendenz, individuell starken Schwankungen zu unterliegen. Die Höchstmenge pro Tag liegt bei 24 mg! Sowohl die einschleichende Dosierung nach mindestens 24-stündiger Opiatabstinenz, als auch die schrittweise Abdosierung im Milligrammbereich werden von Patienten gut toleriert. Trotz der bereits berichteten sehr geringen Toxizität ist immer daran zu denken, dass es zu szenetypischen Überdosierungen kommen kann. Hier ist insbesondere die zentralnervöse Symptomatik mit Sedierung, Schläfrigkeit, Erbrechen, Schwindel und Atemdepression hervorzuheben. Ebenso kann es zu Herz-Kreislauf-Beeinträchtigungen mit Bradykardie und Blutdruckabfall kommen. Auch gleichzeitiger Heroinkonsum kommt vor.

In der Behandlung Schwangerer gibt es einige Erfahrungen, dass es insbesondere keine Schwierigkeiten mit einem Entzug der Neugeborenen gab. Das sog. neonatale Entzugssyndrom (NAS) war bisher kaum zu sehen. Auch war das Geburtsgewicht der unter Buprenorphin geborenen Kinder mit denen vergleichbar, deren Mütter während der Schwangerschaft weder substituiert wurden noch Drogen konsumiert hatten (⇒ *Schwangerschaft*).

Im Rahmen einer differenzierten Substitutionstherapie ist die Substanz eine weitere Option neben dem Standard Levomethadon/Methadon. Diesbezüglich müssen allerdings noch ausreichende Zahlen von Schwangeren beobachtet werden.

Praktischer Hinweis: Bei der Verordnung müssen aufgrund der Tablettenform zur Ermöglichung individueller Dosierung evtl. verschiedene Packungen gleichzeitig verordnet werden. Über den Inhalt der angebrochenen Packungen muss laut BtMVV in der Praxis Buch geführt werden.

Suboxone

Suboxone enthält zwei Wirkstoffe: Buprenorphin, einen Opioidagonisten (wirkt wie ein Opioid), und Naloxon, einen Opioidantagonisten (wirkt den Effekten von Opioiden entgegen). Buprenorphin als alleiniger Wirkstoff in Form von sublingualen Tabletten wird seit Mitte der 1990er Jahre als Substitutionsbehandlung bei Opioidabhängigkeit eingesetzt. Es kam jedoch zu Tablettenmissbrauch. Man weiß von Abhängigen, die diese Tabletten aufgelöst und sich die Lösung gespritzt haben.

Suboxone enthält Buprenorphin mit Naloxon, da Naloxon dazu beiträgt, den Missbrauch des Arzneimittels zu verhindern. Naloxon wird nicht oral aufgenommen; wenn es jedoch einem Opioidabhängigen injiziert wird, verursacht es akute Entzugserscheinungen. Die häufigsten Nebenwirkungen (bei mehr als 1 von 10 Patienten beobachtet) sind Schlaflosigkeit, Verstopfung, Übelkeit, Schwitzen, Kopfschmerzen und Entzugserscheinungen. Suboxone darf nicht bei Personen mit einer möglichen Überempfindlichkeit (Allergie) gegen Buprenorphin oder Naloxon bzw. einen der sonstigen Bestandteile verwendet werden. Es darf ferner nicht bei Patienten mit schwerer Lungenfunktionsstörung, schwerer Leberfunktionsstörung, akuter Alkoholvergiftung oder Delirium tremens (einem Zustand, der durch Alkoholentzug ausgelöst wird) zur Anwendung kommen. Suboxone® enthält die beiden Substanzen Buprenorphin und Naloxon. Das Medikament ist in den Stärke 2,0 mg Buprenorphin/0,5 mg Naloxon und 8,0 mg Buprenorphin/2,0 mg Naloxon erhältlich. Bei sublingualer Anwendung wirkt nur das in Suboxone® enthaltenen Buprenorphin. Buprenorphin ist sehr gut fettlöslich und baut auf diesem Wege der Verabreichung einen ausreichenden Wirkspiegel auf. Das enthaltene Naloxon wird sublingual nur sehr schlecht resorbiert und überwiegend mit dem Speichel geschluckt.

www.suchtzentrum.de, www.pharmazeutische-zeitung.de

Substitution mit Codein

Auch das Opioid ⇒ *Codein* ist prinzipiell zur Substitutionsbehandlung geeignet. Laut BtMVV ist die Verschreibung von Codein bzw. Hydrocodein nur noch in begründeten Ausnahmefällen erlaubt. Die Substitution wurde vor allem mit Dihydrocodein, einem Opiumalkaloid, das im Vergleich zu Codein stärker wirksam ist, durchgeführt. Im Körper wird es zum Teil zu Dihydromorphin umgewandelt und verhindert so den Opiathunger. Da es zu einem ausgeprägten First-pass-Effekt in der Leber kommt, werden nur 20% biologisch verfügbar, so dass eine einmalige Einnahme am Tag nicht ausreichend ist, um die Substitution durchführen zu können. Spricht man von der Codeinsubstitution, so beschreibt man damit in der Regel den Einsatz dihydrocodeinhaltiger Präparate, die entweder als Kapseln (mit unterschiedlichem Gehalt an Wirksubstanz) oder als Saftzubereitung verschrieben werden. Ein Opiatabhängiger muss größere Mengen Codein einnehmen, um eine Substitution des stark wirksamen Opiates Heroin zu ermöglichen. Diese und weitere Aspekte führten schließlich zu einer weitgehenden Minderung der Verwendung von codeinhaltigen Substanzen in der Substitution. Die tägliche Dosierung liegt zwischen 700 und 900 mg DHC-Base. Im Falle des Verschreibens von Codein oder Dihydrocodein kann dem Patienten nach der Überlassung jeweils einer Dosis zum unmittelbaren Verbrauch die für einen Tag zusätzlich benötigte Menge des Substitutionsmittels in abgeteilten Einzeldosen ausgehändigt und ihm dessen eigenverantwortliche Einnahme gestattet werden, wenn dem Arzt keine Anhaltspunkte für eine nicht bestimmungsgemäße Verwendung des Substitutionsmittels durch den Patienten vorliegen. Im Gegensatz zur obligatorischen wissenschaftlichen Begleitung bundesdeutscher Methadonprogramme wurden die Behandlungserfolge der DHC-Substitution kaum wissenschaftlich überprüft. Die wenigen Untersuchungen zeigen, dass mit der DHC-Substitution andere Patientengruppen erreicht werden und die Effekte, d. h. die bei den Patienten zu beobachtenden Veränderungen, insgesamt denen der Methadonbehandlung vergleichbar sind. Unter den jetzigen Auflagen zu dieser Substitution hat sich die Zahl der Patienten drastisch verringert, so dass die Codeinsubstitution keine relevante Rolle mehr spielt.

Substitution mit Levomethadon

Levomethadon ist laut BtMVV ein für die Substitutionstherapie zugelassenes verschreibungsfähiges Betäubungsmittel. In Deutschland wird das Fertigarzneimittel unter dem Handelsnamen L-Polamidon Lösung zur Substitution verordnet. Levomethadon ist das Strukturisomer des Methadons, das für die agonistische Wirkung an den Opiatrezeptoren und damit für die gewünschte pharmakologische Wirksamkeit verantwortlich ist.

Das heißt, ob nun reines ⇒ *Levomethadon* oder ⇒ *Methadon* als Razemat aus Levo- und Dextromethadon eingesetzt wird, der gewünschte substituierende Effekt wird allein durch Levomethadon vermittelt. Alle Studien, die in den 80er- und 90er-Jahren zur Etablierung der Therapie in Deutschland führten, wurden übrigens mit Levomethadon durchgeführt, auch wenn es »Methadonprogramm« hieß. Die Ergebnisse von Studien und praktischen Beobachtungen der Substitutionstherapie zeigen, dass es einen nicht unerheblichen Anteil von Patienten gibt, die unter einer Methadontherapie Nebenwirkungen zeigen, die während einer Behandlung mit Levomethadon nicht auftreten.

Dies ist wahrscheinlich auf den Anteil an Dextromethadon zurückzuführen. Dextromethadon zeigt eigenständige Wirkung und wird über ein eigenes Cytochrom-P450-Enzymsystem (CPY 2B6) stereoselektiv in der Leber verstoffwechselt, wodurch die Verträglichkeit verringert und die Kardiotoxizität des Methadons verstärkt wird. Hier sieht man insbesondere starkes Schwitzen, Schlafstörungen, psychische Probleme, Übelkeit oder nicht ausreichende Wirkdauer. Die Umstellung von Methadon auf L-Polamidon Lösung führt dann zu einer Besserung des körperlichen Befindens und zu einer Verbesserung der Compliance. Neuere Studienbeobachtungen zeigen außerdem, dass eine Therapie mit Levomethadon zu einer Verringerung des Suchtdrucks (Cravings) und des Beikonsums führt.

Bei dieser Umstellung ist Folgendes zu beachten: 20 mg Methadon entsprechen theoretisch 10 mg Levomethadon. Von einer 1%igen Methadonlösung erfolgt die Umstellung 1:1, also 1 ml dieser Lösung entspricht 1 ml L-Polamidon® Lösung zur Substitution (0,5%iges Levomethadon). Aufgrund von möglichen Wechselwirkungen (⇒ *Cytochrom P450*) mit Dextromethadon benötigt der Patient evtl. weniger reines Levomethadon als berechnet! Levomethadon ermöglicht eine geringere Substanzbelastung gerade bei Patienten mit durch Erkrankung oder Zusatzmedikation belasteter Leber (Hepatitis, HIV/AIDS) oder auch bei Schwangeren. Deshalb sollte eine Ein- oder Umstellung auf Levomethadon besonders bei multimorbiden Patienten mit gravierenden Begleiterkrankungen wie HCV, HIV, Depressionen und Schlafstörungen, bei kardiologischen Auffälligkeiten oder Begleitmedikation sowie bei Leberinsuffizienz psychopharmakologischer Begleitmedikation erwogen werden. Die täglich eingenommene Menge ist wie bei allen Substitutionsmedikamenten individuell verschieden und bewegt sich durchschnittlich in einem Bereich von 50 mg.

Vorteilhaft ist auch die flüssige Darreichungsform, die individuelle Dosierungen ermöglicht, ohne dass mehrere Packungen parallel für einen Patienten vorgehalten werden müssen. Zudem sind auch Dosisanpassungen jederzeit ohne Verlust auszuführen. Schließlich ist das Fertigarzneimittel L-Polamidon Lösung in der Praxisvergabe das kostengünstigste Substitutionsmittel und erlaubt durch die Einführung einer Hilfstaxe zu L-Polamidon eine wirtschaftliche Verordnungsweise. Im Rahmen der differenzierten Substitutionstherapie gehört L-Polamidon zu den Mitteln der 1. Wahl.

Substitution mit Methadon

Im Jahr 1939, gelang den Chemikern Bockmühl und Ehrhart, zwei Mitarbeitern der zum I.G.-Farben-Konzern gehörenden Farbwerken Hoechst, die Entwicklung von Methadon. Nach Kriegsende gelangten die Unterlagen dazu in die USA, wo auch die weitere klinische Anwendung erprobt wurde. Methadon ist chiral, d. h., bei der Herstellung entsteht ein 1:1-Gemisch (Razemat) aus den beiden Enantiomeren Levomethadon (auch linkdrehendes L- oder R-Methadon genannt) und Dextromethadon (auch rechtsdrehendes D- oder S-Methadon genannt). Beide Enantiomere unterscheiden sich bezüglich der Anordnung ihrer Atome im dreidimensionalen Raum und verhalten sich zueinander wie Bild und Spiegelbild, die auch durch Drehung nicht zur Deckung gebracht werden und zudem das polarisierte Licht in unterschiedliche Richtungen ablenken können.

Hinsichtlich ihrer physiologischen Eigenschaften bestehen teilweise starke Unterschiede. Dextromethadon besitzt nahezu keine analgetische Potenz, so dass das (Levomethadon) doppelt so stark analgetisch wirksam ist wie Methadon-Razemat. L-Polamidon® muss demnach gegenüber Methadon nur halb so hoch dosiert werden. Unterschiede zwischen Levomethadon und

Methadon-Razemat hinsichtlich Wirksamkeit und Verträglichkeit sind in den vergangenen Jahren genauer untersucht worden. Ergebnisse dieser Untersuchungen haben gezeigt, dass bestimmte unerwünschte Arzneimittelwirkungen in der Therapie mit dem Razemat stärker ausgeprägt auftreten können als in der Behandlung mit Levomethadon (⇒ *Substitution mit Levomethadon*).

In Deutschland sind Methadon-Razemat (Methaddict® Tabletten, Eptadone® bzw. als Pharmachemikalie) und Levomethadon (L-Polamidon®) zur Substitution verschreibungsfähig und über Apotheken beziehbar. Methadon-Razemat ist eine Pharmachemikalie, wie sie in den Apotheken zur Herstellung von Methadonrezepturen benutzt wird (zumeist 1% nach NRF). Vielfältige Anforderungen, wie sie an ein zeitgemäßes Fertigarzneimittel gestellt werden, können durch solche Individualrezepturen unterschiedlicher Reinheit, Qualität und Güte nicht erfüllt werden. Letztlich ist die Herstellung der Lösung durch das ⇒ *Dispensierrecht* der Apotheken begründet. Darunter wird die Erlaubnis vom Gesetzgeber verstanden, Medikamente herzustellen, zu mischen, zu lagern und zu verkaufen.

Das Methadon wird in der Leber metabolisiert und seine Metaboliten werden zusammen mit einem Teil von unverändertem Methadon im Urin und über die Galle mit den Fäzes ausgeschieden. Bei chronischen Leber- und Nierenerkrankungen übernimmt jeweils das andere System den Hauptteil des Abbaus, so dass die Substitution problemlos mit üblichen Dosen Methadon erfolgen kann. Ansonsten klagen Patienten wiederholt über eine nicht ausreichend lange Wirkdauer des Methadons, obwohl nach erfolgter Einstellung eine 36-stündige Wirkdauer erreicht werden sollte. Diese und andere Beschwerden nach Einnahme der an unterschiedlichen Orten hergestellten Substanz treten bei dem Fertigpräparat L-Polamidon Lösung® oder Eptadone®, das 2009 in Deutschland eingeführt wurde, weniger oder nicht auf. Diese gebrauchsfertige Trinklösung ist aufgrund ihrer hohen Dichte nur schwer injizierbar. Darüber hinaus beinhalten die Fertigarzneimittel keine schädlichen Inhaltsstoffe, so dass Komplikationen nach Injektion verringert werden. Insgesamt stellt sich diesen Lösungen auch als verträglicher dar, als die vielfach mit unterschiedlichsten Substanzen versetzten Methadonzubereitungen. Es besteht eine lange Haltbarkeit, auch bei bereits geöffneter Flasche und die standardisierte Zusammensetzung bewirkt eine – arzneimitteltechnisch übliche – anhaltend hohe Qualität des Produkts.

www.apotheke-adhoc.de

Substitution: Abdosieren

Die Beendigung der Substitution wird allgemein in Form eines sehr behutsamen Ausschleichens empfohlen. Die Erfahrung zeigt, dass unterhalb einer Tagesdosis von 15–20 mg die weitere Reduktion außerordentlich schwierig ist. Einige Patienten können sich von den letzten Tropfen Methadon nicht lösen. Ob dies ein pharmakologisches oder mehr psychisches Phänomen ist, ist bisher nicht erforscht. Entgegen ursprünglich optimistischer Vorstellungen, dass durch die Substitutionsbehandlung innerhalb kurzer Zeit (zwei Jahre) eine soziale Stabilisierung und nachfolgende Drogenfreiheit erreichbar sein könnte, hat sich herausgestellt, dass der Prozentsatz derer, die eine Substitution regulär beenden, um drogenfrei weiterzuleben, in allen Programmen sehr niedrig ist (18, 24). Außerdem werden nicht wenige Patienten nach regulär abgeschlossener Substitution innerhalb kürzerer Zeit rückfällig. Sowohl bei ⇒ *Beendigung bei Therapieabbruch* als auch im Falle der Beendigung im Rahmen von einem gestützten ⇒ *Entzug* muss unbedingt entsprechend der Empfehlungen zu den einzelnen Substanzen vorgegangen werden. Keinesfalls darf das Abdosieren in zu großen Schritten erfolgen. Bei Levomethadon/Methadon beispielsweise sind die Schritte besonders gegen Ende sehr klein zu wählen, um keinen neuerlichen Beikonsum zu provozieren. Oberhalb einer Tagesdosis von 50 mg Methadon/25 mg Levomethadon ist die Reduktion in Schritten von 5 mg/2,5 mg alle zwei Tage unproblematisch; unterhalb einer Tagesdosis von 25 mg Levomethadon wird eine Reduktion in Schritten von jeweils 2,5 mg in 3-Tage-Intervallen empfohlen. Wichtig ist der offene Umgang mit den Patienten; der Einsatz von Plazebo ohne vorherige Absprache wird nicht empfohlen.

Substitution: Indikation

Nach ⇒ *BtMVV* besteht eine Indikation für die Verschreibung von Substitutionsmitteln für die Behandlung der Opiatabhängigkeit mit dem Ziel der schrittweisen Wiederherstellung der Betäubungsmittelabstinenz einschließlich der Besserung und Stabilisierung des Gesundheitszustandes für die Unterstützung der Behandlung einer neben der Opiatabhängigkeit bestehenden schweren Erkrankung oder für die Verringerung der Risiken einer Opiatabhängigkeit während eine Schwangerschaft und nach der Geburt.

In den ⇒ *Richtlinien der Bundesärztekammer* wird ausgeführt, dass die Indikation zur substitutionsgestützten Behandlung dann gegeben ist, wenn eine manifeste Opiatabhängigkeit vorliegt. Sie definiert sich aus einer Abhängigkeit, die seit längerer Zeit besteht, Abstinenzversuche unter ärztlicher Kontrolle hatten keinen Erfolg erbracht haben und/oder eine drogenfreie Therapie kann derzeit nicht durchgeführt werden und/oder wenn die substitutionsgestützte Behandlung im Vergleich mit anderen Therapiemöglichkeiten die größte Chance zur Heilung oder Besserung bietet.

www.baek.de

Substitution: Praktische Durchführung

Zunächst muss unbedingt der zweifelsfreie Nachweis der Opiatabhängigkeit erfolgen. Eine Aussage des Patienten genügt hier keinesfalls. Nach Feststellung der Indikation sowie Klärung erster Fragen zur Kostenübernahme kann die Behandlung beginnen. Vorher sollte allerdings ein ⇒ *Behandlungsplan* aufgestellt sowie vom Patienten eine ⇒ *Behandlungsvereinbarung* unterzeichnet werden. Umrechnungsfaktoren Heroin–Substitutionsmittel werden zwar immer wieder zitiert, sollten aber nie angewendet werden. Erstens kennt man nicht den Reinheitsgrad des Heroins und zweitens sollte man hier Patientenangaben mit einem Körnchen Salz nehmen. Daraus folgt, dass die erste Dosis erst nach Auftreten von Entzugserscheinungen und in einer sicheren niedrigen Dosierung gegeben werden darf. Die Patienten müssen bis zum Erreichen der endgültigen Dosierung engmaschig unter Beobachtung bleiben. Gerade Levomethadon/Methadon fluten nur langsam an. Bei gefährdendem ⇒ *Beigebrauch* darf nicht substituiert werden. Nach der Einstellungsphase beginnt die Phase stabiler Substitution, Dosisanpassungen können dennoch erforderlich werden. Zum ⇒ *Abdosieren* bzw. ⇒ *Beenden der Therapie* siehe dort. Nach bisherigen Erfahrungen gilt: Je kürzer die Zeit der Substitution, desto größer ist die anschließende Rückfallquote. Die angemessene Mindestdauer der Substitution sollte 2–3 Jahre betragen. Programme mit flexibler Dosierungspraxis haben eine höhere Haltequote als jene mit starr festgelegten Dosierungen. Untersuchungen zum Blutspiegel wiesen einen optimalen Bereich von 150–600 ng Methadon/ml Blut nach, allerdings ist fraglich, inwieweit bei der erheblichen interindividuellen Schwankung kostspielige Spiegelbestimmungen für Levomethadon/Methadon überhaupt sinnvoll sind. Eine angemessene Standarddosierung liegt erfahrungsgemäß zwischen 40 und 100 mg ⇒ *Methadon* bzw. 20–50 mg ⇒ *Levomethadon*/Tag, wobei höhere Dosierungen nicht zu einer Reduktion des Nebenkonsums, sondern eher zu einer emotionalen Unausgeglichenheit und stärkerem

Angsterleben führen. Bei Langzeitgabe von 80–120 mg Methadon konnte keine Hepatotoxizität nachgewiesen werden. Untersuchungen zur kognitiv-psychomotorischen Funktionsfähigkeit unter Methadon wiesen keine wesentlichen Beeinträchtigungen nach. Ebenso konnte keine schädliche Wirkung auf das Immunsystem gefunden werden. Eine deutliche Senkung der Mortalitätsrate im Vergleich zu unbehandelten Drogenkonsumenten ist nachzuweisen. Damit geht eine deutliche Reduktion der drogenspezifischen Erkrankungen, der ⇒ *HIV*-assoziierten Erkrankungen und sonstiger medizinischer Komplikationen einher. Alternativ zu ⇒ *Levomethadon*/Methadon kann in der Substitutionsbehandlung auch das synthetische Opioid ⇒ *Buprenorphin* eingesetzt werden. Besonderheiten zur ⇒ *Substitution mit Buprenorphin* und Levomethadon siehe dort. Eine sichere Differentialindikation zwischen den verschiedenen Substitutionsmitteln wurde noch nicht etabliert. Insgesamt hängt der Erfolg der Therapie ganz wesentlich von der Qualität und dem Umfang der medizinischen, psycho- und sozialtherapeutischen Angebote während der Substitution ab (⇒ *Psychosoziale Betreuung*, ⇒ *Case-Management*, ⇒ *Kooperationsmodelle*).

www.qsforum.de

Substitution: Therapieziele

Von Dole und Nyswander (1965) wurden in der Erarbeitung der Ziele einer Substitutionsbehandlung die physische Rehabilitation, soziale/berufliche (Re-) Integration und allgemeine Stabilisierung sowie das Einstellen krimineller Aktivitäten und die Abkehr vom illegalen Drogenmarkt genannt. In ihrem Kontext wurde die Drogenabhängigkeit als primär neurochemisch verursacht angesehen. Das oberste und wichtigste Behandlungsziel war somit der Schutz des Lebens des betäubungsmittelsüchtigen Patienten. Primär war nicht das Erreichen einer Abstinenz, sondern die allgemeine Gesundheit und soziale Integration Drogenabhängiger in den Vordergrund gerückt. Zusätzlich bestand die Möglichkeit einer Behandlung physischer und psychischer Zweit- und Folgeerkrankungen.

Heute werden die Ziele etwas weiter gefasst, da auf dem Boden einer ganzheitlichen Definition der Abhängigkeit auch die seelische Rehabilitation ein wichtiges Ziel ist. Entsprechend wurde in den letzten 20 Jahren durch kontrollierte Psychotherapiestudien die erfolgreiche Psychotherapie als erreichbares Ziel etabliert und auf dem Boden von zahllosen Studien zur Komorbidität das Ziel »seelische Rehabilitation« als erreichbares und notwendiges Ziel nachgewiesen.

Ziele und Ebenen der Behandlung nach der Überarbeitung der Richtlinien der Bundesärztekammer sind:

- Überlebenssicherung,
- Suchtmittelreduktion,
- gesundheitliche Stabilisierung und Behandlung von
- Begleiterkrankungen
- Teilhabe an Gesellschaft und Arbeit
- Opiatfreiheit

Sind diese Ziele nicht unmittelbar und zeitnah erreichbar, so ist im Rahmen eines umfassenden Behandlungskonzepts, das erforderliche begleitende psychiatrische und/ oder psychotherapeutische Behandlungs- oder psychosoziale Betreuungsmaßnahmen mit einbezieht, eine Substitution zulässig.

http://www.drogensubstitution.at/basisinformation/substitution/ziele-von-drogensubstitution.htm

Substitutionsausweis

Das Mitführen eines Behandlungsausweises hat sich als sinnvoll erwiesen, da insbesondere in Notfällen eine Legitimation des Patienten und seiner Therapie notwendig sein kann. Auf dem Ausweis sind mindestens das Medikament, die jeweils eingenommene Tagesmenge und die Anschrift des substituierenden Arztes vermerkt. Mit diesem Ausweis ist es dem Patienten möglich, z.B. im Falle eines Unfalls, bei einem Krankenhausaufenthalt oder einer Verhaftung bei Rückfragen des behandelnden Kollegen erste Informationen beizutragen. Selbstverständlich ermöglicht der Ausweis keinen Bezug von ⇒ *Methadon*/L-Polamidon/Buprenorphin außerhalb der jeweiligen Vergabestelle. Die letzte Eintragung sollte nicht älter als drei Monate sein, so dass hier eine regelmäßige Kontrolle der Unterlagen erfolgen kann.

http://www.schwerpunktpraxis-gellert.de/metxt4.htm

Substitutionsregister

Gemäß der ⇒ *BtMVV* ist das Verschreiben eines Substitutionsmittels nicht zulässig, wenn dem Arzt Erkenntnisse vorliegen, dass der Patient von einem anderen Arzt ein Substitutionsmittel erhält. Diese Mehrfachsubstitution soll mit der Meldung an das Substitutionsregister beim Bundesinstitut für Arzneimittel und Medizinprodukte (BfArM) verhindert werden. Jeder Arzt, der ein Substitutionsmittel für einen Patienten verschreibt, muss gemäß BtMVV § 5a (2) dem BfArM seit dem 1. Juli 2002 unverzüglich schriftlich oder verschlüsselt auf elektronischem Weg die notwendigen Angaben zu dem substituierten Patienten machen. Das Formular gibt es elektronisch (www.bfarm.de) und gedruckt bei der Bundesopiumstelle. Das Bundesinstitut für Arzneimittel und Medizinprodukte (Bundesopiumstelle) führt ein Register mit Daten über das Verschreiben von Substitutionsmitteln (Substitutionsregister). Ferner werden die Erfüllung der Mindestanforderungen an eine suchttherapeutische Qualifikation der substituierenden Ärzte überprüft und den Landesgesundheitsbehörden statistische Auswertungen mitgeteilt.

Gemäß § 5a Abs. 2 BtMVV hat jeder Arzt, der Substitutionsmittel für einen opiatabhängigen Patienten verschreibt, der Bundesopiumstelle unverzüglich folgende Angaben zu melden:
- den Patientencode,
- das Datum der ersten Verschreibung,
- das verschriebene Substitutionsmittel,
- das Datum der letzten Verschreibung,
- Name und Adresse des verschreibenden Arztes sowie
- im Falle des Verschreibens nach § 5 Abs. 3 BtMVV Name und Adresse des Konsiliarius.

Das Bundesinstitut für Arzneimittel und Medizinprodukte (Bundesopiumstelle) trifft organisatorische Festlegungen zum Substitutionsregister, die allgemeine Informationen zum Meldeverfahren enthalten.

Daten aus dem Substitutionsregister werden regelmäßig im jährlichen Drogen- und Suchtbericht der Drogenbeauftragten der Bundesregierung veröffentlicht.

http://www.bfarm.de/cln_028/nn_683960/DE/Bundesopiumstelle/BtM/substitReg/substitreg-node.html__nnn=true

Suchtberater

Die Suchthilfe, insbesondere die Drogenhilfe, hat sich in einem Spannungsfeld von Selbsthilfe und gesellschaftspolitisch, gesundheitspolitisch oder religiös und humanitär motiviertem Engagement von Laien einerseits und professionellen Fachkräften der Beratung, Betreuung und Behandlung andererseits zu einem differenzierten System medizinischer, psychologischer und sozialarbeiterischer Hilfen entwickelt. Mit ihrer Professionalisierung geht eine zunehmende Aufgabenteilung und Spezialisierung einher, deren Schwerpunkte wesentlich von den beteiligten Berufsgruppen Sozialarbeit/Pädagogik, Psychologie und Medizin vorgegeben werden. Insbesondere interdisziplinäre Hilfe- und Betreuungskonzepte und das komplexe Leistungsspektrum, das in vielen Suchthilfeeinrichtungen entwickelt wurde, erfordern eine zunehmende Ausdifferenzierung auch der Qualifikations- und Tätigkeitsprofile der Mitarbeiter.

So formulieren die Leistungsträger der ambulanten und stationären Rehabilitation bereits seit mehr als einem Jahrzehnt detaillierte Anforderungen an sucht- und sozialtherapeutische Zusatzausbildungen und erkennen nur solche Einrichtungen für die Durchführung von stationären und ambulanten Entwöhnungsbehandlungen an, die u. a. die vorgeschriebenen Qualifikationsstandards erfüllen. Für die Durchführung von Substitutionsbehandlungen wurden mit den Richtlinien der Bundesärztekammer vom März 2002 suchtmedizinische Qualifikationsanforderungen für Ärzte eingeführt.

Für die Tätigkeit von Suchtberatern lassen sich derzeit Qualifikationsanforderungen und Tätigkeitsprofile vor allem aus der Praxis der Suchthilfeeinrichtungen sowie aus Leistungsvereinbarungen herleiten, die mit den Zuwendungsgebern abgeschlossen werden. Das nachstehende Qualifikations- und Tätigkeitsprofil orientiert sich z. B. an den Anforderungen der standardisierten Maßnahmen zur psychosozialen Betreuung, die im Rahmen der bundesdeutschen Heroinstudie systematisch evaluiert wurden.

Ausbildung und spezifische Qualifikationen

- Diplomsozialarbeiter/-in, Diplomsozialpädagoge/-in (FH) oder vergleichbare Grundqualifikation,
- Qualifikation für professionelle Beratung, klientenzentrierte und motivationale Gesprächsführung,
- gute Kenntnisse über substanzinduzierte Störungen und Substanzwirkungen, Symptomatiken von Intoxikation und Entzug, substanzbedingte Verhaltensauffälligkeiten, akute Risiken,

- Kenntnis der mit der Suchtkarriere verbundenen psychosozialen Defizite und der Milieufaktoren der »Drogenszene«,
- Grundkenntnisse über psychiatrische Störungsbilder,
- gute Kenntnis der Infrastruktur der örtlichen Suchthilfe, Suchtmedizin und psychiatrischen Versorgungsstruktur,
- Kenntnis der sozialrechtlichen Hilfe- und Förderungsgrundlagen (SGB, Rehabilitation), Zuständigkeiten und Verfahren (z. B. Antragstellung, Erstellen von Sozialberichten),
- Kenntnis der grundlegenden Vorschriften des BtMG,
- Qualifikation für Schuldnerschutz und Schuldnerberatung,
- Umgang mit EDV (hinreichende Kenntnisse der Textverarbeitung, Grundlagen zur Bedienung von Dokumentationssoftware).

Aufgaben und Tätigkeiten

- Information der Patienten und Vereinbarung über die Zusammenarbeit im Rahmen der Betreuung,
- Anamnese und psychosoziale Diagnostik,
- informationsorientierte und problemorientierte, motivationale Beratung,
- Zielvereinbarung und Hilfeplanung,
- Re-Assessment,
- Kooperation mit Einrichtungen und Fachkräften aus Suchthilfe, Gesundheitswesen und Ämtern,
- Moderation von Hilfeplankonferenzen mit dem Patienten und den an der Hilfeplanung beteiligten Kooperationspartnern,
- Strukturierung des Prozesses, Rollenklärung, Dokumentation und Überwachung von Absprachen,
- bei Bedarf aufsuchende Beratung in und Begleitung zu Ämtern, Kliniken, Arztpraxen, Hilfeeinrichtungen etc.,
- Beratung von Angehörigen und Bezugspersonen,
- Krisenintervention,
- Dokumentation von Patientendaten und Verlaufsdaten,
- Kooperation im interdisziplinären Fachteam (Medizin, Pflege, Sozialarbeit),
- externe und kollegiale Supervision der Fallarbeit, ggf. auch der Kooperation und Teamstruktur.

Take-home-Regelung

Die Take-home-Regelung bietet für Patienten mehr Flexibilität, um Therapieziele in der Suchttherapie, wie soziale Integration, beruflicher (Wieder-) Einstieg etc., zu erreichen. Das eigenverantwortliche Handeln der Patienten wird gefördert; Patienten in ländlichen Regionen können auf dieser Basis wesentlich besser behandelt werden.

Take-home bedeutet jedoch nicht die Mitgabe von Substitutionsmitteln durch den Arzt oder seine Mitarbeiter (⇒ *Dispensierrecht*, ⇒ *Apotheke*). Gemäß § 5 (8) BtMVV darf dem Patienten im Rahmen einer persönlichen ärztlichen Konsultation eine Verschreibung zur Substitution für die bis zu 7 Tagen benötigte Menge des Substitutionsmittels durch den Arzt ausgehändigt werden. Der behandelnde Arzt darf danach ein Rezept zur Take-home-Verordnung einem substituierten Patienten ausstellen, wenn dieser stabil substituiert ist und seit drei Monaten keinen die Ziele der Substitution gefährdenden ⇒ *Beigebrauch* anderer Drogen/Medikamente hat. Substitutionsmittelverschreibungen sind immer mit »S« zu kennzeichnen. Die Behandlungstage sind auf dem Betäubungsmittelrezept anzugeben und durch die Apotheke auf den Einzeldosen zu vermerken. Die Abgabe des Substitutionsmittels in der Take-home-Zubereitung (⇒ *Apotheke*) darf danach unter Legitimation an den Substituierten direkt erfolgen. Diese Regelung stellt eine Besonderheit dar, da dem Patienten das ⇒ *BtM*-Rezept direkt ausgehändigt wird, was mögliche Komplikationen erhöhen kann.

Die Ausschöpfung dieses Rahmens ist nur dann zu vertreten, wenn eine »eindeutige berufliche, familiäre, soziale oder medizinische Notwendigkeit« besteht. Der behandelnde Arzt sollte demnach auch die Gründe für die Verschreibung zum »Take-home« dokumentieren und vor allem den Patienten umfassend aufklären über Gefahren für andere Personen und besonders für Kinder sowie die (kinder-)sichere Lagerung des Substitutionsmittels.

Unter den Voraussetzungen des § 5 Abs. 8 Abschnitt 1 BtMVV darf der Arzt in den Fällen von Take-home-Verschreibungen, in denen die Kontinuität der Substitutionsbehandlung nicht anderweitig gewährleistet werden kann, dem Patienten eine bis zu zwei Tage ausreichende Substitutionsmittelverschreibung mitgeben, die der Patient selbst in einer öffentlichen Apotheke einlöst. Diese Zweitagesverschreibung zur Erlaubnis eigenverantwortlicher Einnahme darf nur 1-mal pro Woche erfolgen und muss zusätzlich zu dem

»S« mit dem Buchstaben »Z« gekennzeichnet werden. Das Substitutionsmittel selbst darf nicht ausgehändigt werden.

Erweiterung der Take-home-Regelung bei Auslandsaufenthalten des Patienten: In begründeten Ausnahmefällen kann der Arzt unter den o. g. genannten Voraussetzungen zur Versorgung des Patienten bei Auslandsaufenthalten (⇒ *Urlaub*) diesem Verschreibungen des Substitutionsmittels für mehr als 7 Tage aushändigen und ihm dessen eigenverantwortliche Einnahme erlauben. Diese Verschreibungen dürfen in einem Jahr insgesamt die für bis zu 30 Tage benötigte Menge des Substitutionsmittels nicht überschreiten. Sie sind der zuständigen Landesbehörde unverzüglich anzuzeigen.

http://www.bfarm.de/cln_028/nn_683960/SharedDocs/Publikationen/DE/Bundesopiumstelle/BtM/form/FAQsBtMVV,templateId=raw,property=publicationFile.pdf/FAQsBtMVV.pdf

Urlaubsregelung

Urlaub des Patienten

Da zumindest die ⇒ *Methadonsubstitution* als Therapieangebot für Drogenabhängige weltweit verbreitet ist, lassen sich nach zeitlich ausreichender Vorankündigung am jeweiligen Urlaubsort häufig Ärzte oder Institutionen finden, die die Methadonsubstitution fortsetzen. Dies gilt vor allem für einen längerfristigen Auslandsaufenthalt.

Die Internationale Koordinations- und Informationsstelle für Auslandsreisen von Substitutionspatienten (Kontakt s. u.) informiert und berät über Weiterbehandlungsmöglichkeiten für Substitutionspatienten und Substitutionsmitteleinfuhrbestimmungen weltweit, vermittelt zentrale Kontaktadressen relevanter Substitutionsstellen und ist nationale Kontaktstelle für Unterstützungsersuchen ausländischer Patienten, die in Deutschland eine Weiterbehandlung mit Substitutionsmitteln benötigen. Alle international verwendbaren Standardformulare sind auf der Website vorhanden.

- **Inland:** Bei Urlauben im Inland müssen die entsprechenden Vorschriften der BtMVV beachtet werden. Mitgabe für die Reise: Sofern die Voraussetzungen dafür vorliegen, kann der Arzt dem Patienten im Rahmen der ⇒ »*Take-Home-Regelung*« ein Rezept für bis zu sieben Tagesdosen Substitutionsmittel aushändigen (⇒ *BtMVV* § 5(7)). Fortsetzung der Substitution am Urlaubsort: Vor Antritt der Reise muss geklärt sein, welcher Arzt bzw. welche Institution mit der Substitution am Urlaubsort betraut ist. Die Tagesdosis des Substitutionsmittels sollte dort rechtzeitig in geeigneter Form mitgeteilt werden, z. B. als Fax. Der Patient muss sich nach Ankunft am Urlaubsort legitimieren und die Formalitäten der Substitution klären. Der behandelnde Arzt muss auf einem Betäubungsmittelrezept eine Substitutionsbescheinigung ausstellen. Vorschriften über Inhalt und Form dieser Substitutionsbescheinigung in der BtMVV § 5(8). Nach Beendigung der Urlaubssubstitution informiert die vertretende Praxis oder Einrichtung den behandelnden Arzt schriftlich über die durchgeführten Maßnahmen (BtMVV § 5 (9)).

- **Ausland:** Regelungen für Urlaube im Ausland sind darüber hinaus abhängig von der Rechtslage im jeweiligen Urlaubsland. Im Rahmen des Schengener Abkommens wurden besondere Regelungen für das Mitführen von ärztlich verschriebenen Betäubungsmitteln in den angeschlossenen Ländern getroffen. Für die Mitnahme des verschriebenen Substitutionsmittels ist eine behördlich ausgestellte oder beglaubigte Bescheinigung erforderlich. Auf der Grundlage des Schengener Abkommens kann nach BtMVV ein Reisebedarf von bis zu dreißig Tagen im Jahr (auf einmal oder insgesamt) als ⇒ *Take-home-Verordnung* verschrieben und mitgeführt werden. Diese Verschreibung ist nach ⇒ *BtMVV* »umgehend der zuständigen Landesbehörde anzuzeigen«. In Staaten, die nicht dem Schengener Abkommen beigetreten sind, müssen die dort geltenden Rechtsvorschriften geprüft werden. Hier ist bei Mitnahme von Substitutionsmitteln eine strafrechtliche Verfolgung nach den Rechtsvorschriften des jeweiligen Staates nicht auszuschließen.

Urlaub des Arztes

Bei Urlaub des behandelnden Arztes führt sein ärztlicher Vertreter in der Praxis die Substitution fort und rezeptiert entsprechend in Vertretung das Substitutionsmittel. Bei Vertretung durch eine andere Praxis sollte für den Patienten eine entsprechende Substitutionsbescheinigung auf einem BtM-Rezept ausgestellt werden (⇒ *BtMVV* § 5(8) im Anhang 3b). Die vertretende Praxis informiert dann den behandelnden Arzt entsprechend über die durchgeführte Substitution.

http://indro-online.de/kontakt.htm

Weiterführende Literatur

bei den Autoren
www.archido.de

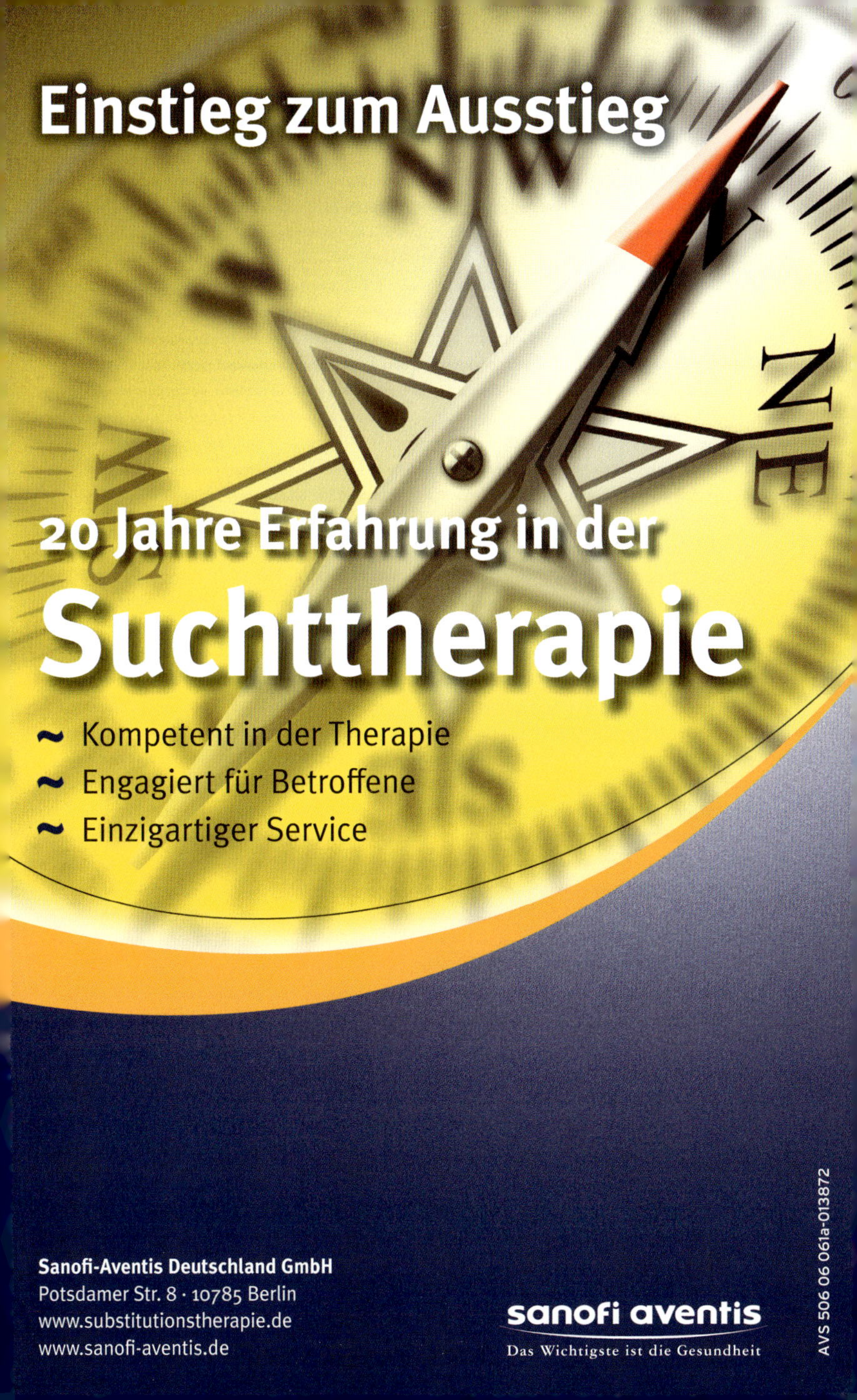
Einstieg zum Ausstieg
20 Jahre Erfahrung in der
Suchttherapie
~ Kompetent in der Therapie
~ Engagiert für Betroffene
~ Einzigartiger Service
Sanofi-Aventis Deutschland GmbH
Potsdamer Str. 8 · 10785 Berlin
www.substitutionstherapie.de
www.sanofi-aventis.de
sanofi aventis
Das Wichtigste ist die Gesundheit
AVS 506 06 061a-013872